Verpleegkundige diagnoses in de hemato-oncologie

Verpleegkundige diagnoses in de hemato-oncologie

H.T. Speksnijder

Redactie:

J.M. Vink
C.A.M. Verhoeven
P.C. van Sintmaartensdijk-Schuijff

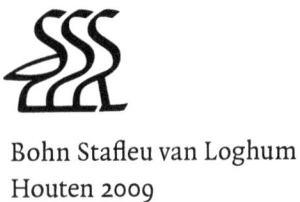

Bohn Stafleu van Loghum
Houten 2009

© 2009 Bohn Stafleu van Loghum, onderdeel van Springer Uitgeverij
Alle rechten voorbehouden. Niets uit deze uitgave mag worden verveelvoudigd, opgeslagen in een geautomatiseerd gegevensbestand, of openbaar gemaakt, in enige vorm of op enige wijze, hetzij elektronisch, mechanisch, door fotokopieën, opnamen, of enig andere manier, zonder voorafgaande schriftelijke toestemming van de uitgever.
Voorzover het maken van kopieën uit deze uitgave is toegestaan op grond van artikel 16b Auteurswet 1912 j° het Besluit van 20 juni 1974, Stb. 351, zoals gewijzigd bij Besluit van 23 augustus 1985, Stb. 471 en artikel 17 Auteurswet 1912, dient men de daarvoor wettelijk verschuldigde vergoedingen te voldoen aan de Stichting Reprorecht (Postbus 3060, 1230 KB Hoofddorp). Voor het overnemen van (een) gedeelte(n) uit deze uitgave in bloemlezingen, readers en andere compilatiewerken (artikel 16 Auteurswet 1912) dient men zich tot de uitgever te wenden.

ISBN 978 90 31362387
NUR 897

Ontwerp omslag: Studio Bassa, Culemborg
Ontwerp binnenwerk: Studio Bassa, Culemborg

Bohn Stafleu Van Loghum
Het Spoor 2
3994 AK Houten
www.bsl.nl

Inhoudsopgave

	Voorwoord	7
1	**Patroon van gezondheidsbeleving en -instandhouding**	9
1.1	Therapieontrouw	10
1.2	Infectiegevaar	13
1.3	Gevaar voor valincident met letsel	16
1.4	Bloedingsgevaar	20
2	**Voedings- en stofwisselingspatroon**	23
2.1	Voedingstekort	24
2.2	Orale mucositis	28
2.3	Verhoogde kans op orale mucositis	31
2.4	Overvulling	34
2.5	Huiddefect/decubitus	38
2.6	Dreigend huiddefect/decubitus	42
2.7	Koorts	45
2.8	Misselijkheid/braken	48
2.9	Jeuk	51
2.10	Vochttekort	54
3	**Uitscheidingspatroon**	58
3.1	Obstipatie	59
3.2	Dreigende obstipatie	63
3.3	Diarree	66
3.4	Incontinentie voor faeces	69
3.5	Volledige urine-incontinentie	73
3.6	Urineretentie	76
3.7	Overmatige transpiratie	79

4	**Activiteitenpatroon**	**82**
4.1	Vermoeidheid	83
4.2	Mobiliteitstekort	87
4.3	Zelfstandigheidstekort in wassen	90
4.4	Zelfstandigheidstekort in kleden/verzorging	93
4.5	Zelfstandigheidstekort in eten	96
4.6	Zelfstandigheidstekort in toiletgang	99
5	**Slaap-rustpatroon**	**102**
5.1	Verstoord slaappatroon	103
6	**Cognitie- en waarnemingspatroon**	**107**
6.1	Acute pijn	108
6.2	Chronische pijn	112
6.3	Acute verwardheid	116
6.4	Kennistekort	119
6.5	Gewijzigde zintuiglijke waarneming	122
7	**Zelfbelevingspatroon**	**126**
7.1	Angst en Vrees	127
7.2	Moedeloosheid	131
7.3	Machteloosheid	135
7.4	Verstoord lichaamsbeeld	139
7.5	Reactieve geringe zelfachting	143
8	**Rollen- en relatiespatroon**	**147**
8.1	Verstoorde verbale communicatie	148
8.2	Gewijzigde gezinsprocessen	152
9	**Seksualiteits- en voortplantingspatroon**	**157**
9.1	Gewijzigd seksueel patroon	158
10	**Stressverwerkingspatroon**	**161**
10.1	Ineffectieve individuele coping	162
10.2	Verminderd aanpassingsvermogen	166
11	**Waarden- en levensovertuigingenpatroon**	**170**
11.1	Geestelijke nood	171

Voorwoord

De verpleegkundige praktijk van de hemato-oncologische setting kenmerkt zich door het dynamische karakter waar hoogcomplexe zorg wordt gegeven en intensief wordt samengewerkt met diverse disciplines.
De werkzaamheden van een hemato-oncologieverpleegkundige zijn veelzijdig en omvatten het hele spectrum van zorg. Van preventie tot diagnostiek en behandeling in zowel de acute als chronische fase van het ziekte-, zorg- en behandeltraject. Om te anticiperen op de steeds wisselende zorgvragen en de actuele gezondheidstoestand van de zorgvrager is kennis vereist van de aandoeningen, de behandeling en de mogelijke complicaties en inzicht in de diverse factoren die de beleving van ziekte kunnen beïnvloeden.

De vertaalslag van kennis en inzichten naar de verpleegkundige zorg komt naar voren in de kritische observatie, het gericht verzamelen van gegevens over de zorgvrager en zijn situatie om van daaruit gefundeerde conclusies te kunnen trekken.

In de verpleegkundige beroepssetting is er een toenemende behoefte aan standaardisering waardoor de zorg efficiënt kan worden ingezet. Vanuit de complexiteit van zorg en de visie op kwaliteitszorg is het initiatief opgevat om de verpleegkundige zorg voor de hematologische zorgvrager te inventariseren en te beschrijven in diagnoses. De geformuleerde diagnoses volgens de NANDA (North American Nursing Diagnosis Association) vormden voor dit initiatief de basis evenals de functionele gezondheidspatronen beschreven door M. Gordon.

De inhoud is tot stand gekomen door intensieve samenwerking met de verpleegkundigen op de afdeling hematologie van het Erasmus MC. Aan de hand van literatuurstudie en casuïstiekbesprekingen werd de verpleegkundige zorg geanalyseerd en vertaald naar diagnoses. Bij het schrijven van de diagnoses is men uitgegaan van de praktische toepasbaarheid in de dagelijkse praktijk. Zo is een uitgebreide verzameling ontstaan van diagnoses die specifiek gericht zijn op de hemato-oncologische beroepspraktijk.

Dit handboek is geschreven voor verpleegkundigen die werkzaam zijn op een afdeling waar hematologische en/of oncologische patiënten worden verpleegd.

Met dank aan alle medewerkers van de afdeling Hematologie Erasmus MC,

M.C.L.R. Koelewijn-Vissers
Coördinerend opleider
Opleidingscentrum Erasmus MC

1 Patroon van gezondheidsbeleving en -instandhouding

1.1 Therapieontrouw
1.2 Infectiegevaar
1.3 Gevaar voor valincident met letsel
1.4 Bloedingsgevaar

Startdatum:

1.1 Zorgvrager is therapieontrouw

Definitie: De mate waarin iemands gedrag niet in overeenstemming is met de gezondheidsbevorderende activiteiten of het therapeutische plan waarover iemand met een zorgverlener binnen de gezondheidszorg afspraken heeft gemaakt. Iemands weloverwogen keuze om een bepaalde therapeutische aanbeveling niet op te volgen _____(specificeer)

Samenhangende factoren	Symptomen
☐ Ontkenning van de ziekte ☐ Toegenomen hoeveelheid klachten ondanks strikt opvolgen van geadviseerde leefwijze ☐ Vermeende ineffectiviteit van de behandeling ☐ Andere opvattingen over gezondheid, door culturele invloeden, spirituele waarden, geloofsovertuiging ☐ Tekort aan kennis en/of vaardigheden die relevant zijn voor het kunnen naleven van behandelvoorschriften	☐ Verwoorde moeite om mee te werken aan de behandeling ☐ Niet of gedeeltelijk gebruikte medicatie ☐ Niet naleven van overeengekomen behandeling Specificeer _____ ☐ Onvoldoende navolging dieet

Literatuur

NANDA (North American Nursing Diagnosis Association). *Verpleegkundige diagnoses definities en classificatie 2003-2004.* (4e druk). Bohn Stafleu Van Loghum, Houten. P. 178.

McCloskey, J.C. & Bulechek, G.M. (2002). *Verpleegkundige interventies.* (2e druk) tweede & derde oplage. Elsevier gezondheidszorg, Maarssen. P. 899 & 499.

Moorhead, S., Johnson, M., Maas, M. (2004). *Nursing Outcomes Classification (NOC).* Derde editie. Mosby, St. Louis, Missouri. P. 650, 244.

Johson, M. & Maas, M. (1999). *Verpleegkundige zorgresultaten.* (1e druk). Elsevier gezondheidszorg, Maarssen. P. 387.

Doel
Zorgvrager is op de hoogte van het belang van de behandeling, belemmeringen worden weggenomen, therapietrouw wordt binnen enkele dagen bevorderd.

Interventie
Ondersteuning bij zelfverandering (NIC: 4470)
dd _____ Geef de zorgvrager informatie over de interventies bij therapieontrouw
dd _____ Ga na wat de reden van de zorgvrager is om voorgestelde behandeling niet te volgen
dd _____ Onderzoek in hoeverre de zorgvrager de behandeling begrijpt en welke verwachtingen hij heeft met betrekking tot behandeling en resultaten. Stel vast of deze verwachtingen realistisch en correct zijn; wanneer kennistekort van toepassing start verpleegkundige diagnose kennistekort
- Observeer medicatie-inname/toepassen behandeling, spreek de zorgvrager zo nodig hierop aan
- Help de zorgvrager ook kleine successen te waarderen

dd _____ In overleg met zorgvrager de problematiek in het psychosociale overleg bespreken

Bespreekpunt arts
dd _____ Therapieontrouw
dd _____ Eventuele bijwerkingen van medicatie beperken die de therapieontrouw veroorzaken
dd _____ Gesprek plannen met arts, verpleegkundige, zorgvrager en eventuele familie

Resultaten
Evalueer tijdens dagdienst
Beoogd resultaat (NOC)_____ Per datum/ontslag:_____
NOC: 1601 Therapietrouw
Indicator: De zorgvrager houdt zich aan de voorgeschreven therapie
Specificeer: _____
0 = Consistent
1 = Soms
2 = Nooit

Score/paraaf									
Datum									
Dagdienst									

Score/paraaf									
Datum									
Dagdienst									

Score/paraaf									
Datum									
Dagdienst									

Score/paraaf									
Datum									
Dagdienst									

Score/paraaf									
Datum									
Dagdienst									

Score/paraaf									
Datum									
Dagdienst									

Score/paraaf									
Datum									
Dagdienst									

Stopdatum:

Startdatum:

1.2 Zorgvrager heeft verhoogde kans op infectie

Definitie: De toestand waarin iemand een verhoogd risico loopt besmet te worden met ziekteverwekkende organismen.

Risicofactoren
☐ Verminderde afweer
☐ Onderdrukte immuniteit ten gevolge van medicatie
☐ Huiddefect
Specificeer: _____
☐ Ingebracht niet-lichaamseigen materiaal
Specificeer: _____
☐ Invasieve handelingen

Literatuur

NANDA (North American Nursing Diagnosis Association). *Verpleegkundige diagnoses definities en classificatie 2003-2004.* (4e druk). Bohn Stafleu Van Loghum, Houten. P. 98.

McCloskey, J.C. & Bulechek, G.M. (2002). *Verpleegkundige interventies.* (2e druk) tweede & derde oplage. Elsevier gezondheidszorg, Maarssen. P. 872, 186 & 755.

Moorhead, S., Johnson, M., Maas, M. (2004). *Nursing Outcomes Classification (NOC).* Derde editie. Mosby, St. Louis, Missouri. P. 615.

Doel
Voorkomen en vroegtijdig signaleren van infectie tijdens periode van verminderde afweer.

Interventies
Bescherming tegen infectie (NIC: 6550)
Ziekenhuishygiëne (NIC: 6540)

dd _____ Geef de zorgvrager informatie over de interventies bij verhoogde kans op infectie

dd _____ Geef de zorgvrager en bezoekers informatie over de afdelingsregels met betrekking tot infectiepreventie

- Meet de temperatuur en polsfrequentie 2x per dag
- Alert zijn op klachten en verschijnselen van infectie
- Bewaak de vatbaarheid voor infecties bij het verzorgen van niet-lichaamseigen materiaal en huiddefecten

dd _____ Wanneer koorts; start verpleegkundige diagnose Koorts

Bespreekpunt arts
dd _____ Kiemarme voeding
dd _____ Beschermende isolatie
dd _____ Beleid selectieve darmdecontaminatie

Resultaten

Evalueer tijdens dagdienst
Beoogd resultaat (NOC)_____ Per datum/ontslag:_____
NOC: 0707 Immuniteitsreactie
Indicator: Infectiesymptomen (Lokaal visueel waarneembaar als: roodheid, warmte, zwelling, pijnklachten, wondvocht/pus)
0 = Afwezig
1 = Aanwezig
Specificeer: _____

Score/paraaf									
Datum									
Dagdienst									

Score/paraaf									
Datum									
Dagdienst									

Score/paraaf									
Datum									
Dagdienst									

Score/paraaf									
Datum									
Dagdienst									

Score/paraaf									
Datum									
Dagdienst									

Score/paraaf									
Datum									
Dagdienst									

Score/paraaf									
Datum									
Dagdienst									

Score/paraaf									
Datum									
Dagdienst									

Score/paraaf									
Datum									
Dagdienst									

Stopdatum:

Startdatum:

1.3 Zorgvrager heeft gevaar voor valincident met letsel

Definitie: Een toestand waarin iemand een verhoogd risico loopt zich te verwonden.

Risicofactoren
☐ Mobiliteitsstoornis
☐ Zintuigstoornis
☐ Moeheid
☐ Verwardheid
☐ Psychologische factoren
☐ Orthostatische hypotensie
☐ Anemie

Literatuur

NANDA (North American Nursing Diagnosis Association). *Verpleegkundige diagnoses definities en classificatie 2003-2004.* (4e druk). Bohn Stafleu Van Loghum, Houten. P. 103.
McCloskey, J.C. & Bulechek, G.M. (2002). *Verpleegkundige interventies.* (2e druk) tweede & derde oplage. Elsevier gezondheidszorg, Maarssen. P. 876, 643 & 657.
Moorhead, S., Johnson, M., Maas, M. (2004). *Nursing Outcomes Classification (NOC).* Derde editie. Mosby, St. Louis, Missouri. P. 615, 461, 270.

Doel
Zorgvrager heeft verminderde kans op valincidenten en situaties van kans op letsel worden verkleind.

Interventies
Toezicht: veiligheid (NIC: 6654)
Valpreventie (NIC: 6490)

dd _____ Geef uitleg over interventies bij gevaar voor valincident met letsel
dd _____ Bespreek met de zorgvrager/familie de situatie waarin letsel kan ontstaan
- Wees alert op veranderingen in het lichamelijk of cognitief functioneren van de zorgvrager die risico op letsel verhogen
- Wees alert op omgevingsfactoren die een potentieel gevaar vormen voor de veiligheid
- Bepaal in welke mate toezicht nodig is en zorg voor een adequate mate van toezicht, in overleg met zorgvrager/familie camera inschakelen
- Geef uitleg over het alarmsysteem en zorg dat dit in de buurt van de zorgvrager is, moedig de zorgvrager aan dit te gebruiken wanneer nodig
- Plaats voorwerpen voor de zorgvrager binnen handbereik

dd _____ Geef de zorgvrager zo nodig een hulpmiddel (rollator/looprek) om te lopen, instrueer goed passende schoenen met stroeve zolen te dragen
- Wanneer duizeligheid de oorzaak is van het gevaar op letsel, zorgvrager instrueren langzaam op te staan, voorkom lang staan
- Deel relevante gegevens over de risicostatus van de zorgvrager mee aan de overige zorgverleners

dd _____ Bij valincident vul MIP (Meldingen Incidenten Patiëntenzorg) in

Bespreekpunt arts
dd _____ Procedure beschermende maatregelen: registratieformulier invullen volgens protocol

Resultaten

Evalueer tijdens elke dienst
Beoogd resultaat (NOC) _____ Per datum/ontslag: _____
NOC: 1912 Voorkomen van valincidenten
Indicator: Valincidenten

0 = Geen valincident
1 = Zorgvrager ligt gefixeerd
2 = Valincident

Score/paraaf									
Datum									
Dagdienst									
Avonddienst									
Nachtdienst									

Score/paraaf									
Datum									
Dagdienst									
Avonddienst									
Nachtdienst									

Score/paraaf									
Datum									
Dagdienst									
Avonddienst									
Nachtdienst									

Score/paraaf									
Datum									
Dagdienst									
Avonddienst									
Nachtdienst									

Score/paraaf									
Datum									
Dagdienst									
Avonddienst									
Nachtdienst									

Score/paraaf									
Datum									
Dagdienst									
Avonddienst									
Nachtdienst									

Stopdatum:

Resultaten

Evalueer tijdens elke dienst
Beoogd resultaat (NOC)_____ Per datum/ontslag:_____
NOC: 1902 Risicocontrole
Indicator: Zorgvrager onderneemt actie om het risico op vallen te verkleinen
0 = Onderkent het risico op vallen, schakelt hulp in
1 = Onderkent het risico op vallen, schakelt geen hulp in
2 = Onderkent het risico op vallen niet en schakelt geen hulp in

Score/paraaf									
Datum									
Dagdienst									
Avonddienst									
Nachtdienst									

Score/paraaf									
Datum									
Dagdienst									
Avonddienst									
Nachtdienst									

Score/paraaf									
Datum									
Dagdienst									
Avonddienst									
Nachtdienst									

Score/paraaf									
Datum									
Dagdienst									
Avonddienst									
Nachtdienst									

Score/paraaf									
Datum									
Dagdienst									
Avonddienst									
Nachtdienst									

Score/paraaf									
Datum									
Dagdienst									
Avonddienst									
Nachtdienst									

Stopdatum:

Startdatum:

1.4 Zorgvrager heeft bloedingsgevaar

Definitie: De situatie waarin de zorgvrager een verhoogd risico heeft op het optreden van bloedingen.

Risicofactoren
☐ Trombopenie ten gevolge van ziekte/behandeling
☐ Stollingsafwijkingen
☐ Bloedverdunnende medicatie

Literatuur
www.oncoline.nl, Richtlijn bloedingsgevaar 02-04-2008
McCloskey, J.C. & Bulechek, G.M. *Verpleegkundige interventies.* 1e druk tweede oplage. Elsevier/De Tijdstroom, Maarssen 1998. Pagina 729, 744.

Doel
Voorkomen en vroegtijdig signaleren van bloedingen.

Interventies
Voorzorgsmaatregelen bloeding (NIC: 4010)
Voorzorgsmaatregelen subarachnoïdale bloeding (NIC: 2720)
dd _____ Geef de zorgvrager informatie over de interventies bij bloedingsgevaar
dd _____ Geef de zorgvrager informatie over bloedingsverschijnselen en risicofactoren
dd _____ Wanneer obstipatie of dreigende obstipatie: start verpleegkundige diagnose obstipatie/dreigende obstipatie
· Wees alert op klachten die kunnen wijzen op bloedingen

Bespreekpunt arts
dd _____ Tijdstip toediening bloed en bloedproducten voor invasieve onderzoeken

Resultaten
Evalueer tijdens dagdienst
Beoogd resultaat (NOC)_____ Per datum/ontslag:_____
Indicator: Bloeding
0 = Afwezig
1 = Aanwezig
Specificeer: _____

Score/paraaf										
Datum										
Dagdienst										

Score/paraaf										
Datum										
Dagdienst										

Score/paraaf										
Datum										
Dagdienst										

Score/paraaf										
Datum										
Dagdienst										

Score/paraaf										
Datum										
Dagdienst										

Score/paraaf										
Datum										
Dagdienst										

Score/paraaf										
Datum										
Dagdienst										

Score/paraaf										
Datum										
Dagdienst										

Score/paraaf										
Datum										
Dagdienst										

Stopdatum:

2 Voedings- en stofwisselingspatroon

2.1 Voedingstekort
2.2 Orale mucositis
2.3 Verhoogde kans op orale mucositis
2.4 Overvulling
2.5 Huiddefect/decubitus
2.6 Dreigend huiddefect/decubitus
2.7 Koorts
2.8 Misselijkheid/braken
2.9 Jeuk
2.10 Vochttekort

Startdatum:

2.1 Zorgvrager heeft voedingstekort

Definitie: De toestand waarin iemand minder voedingsstoffen tot zich neemt dan nodig is om aan de stofwisselingsbehoefte te voldoen.

Samenhangende factoren	Symptomen
☐ Misselijkheid/braken ☐ Pijnlijke/gevoelige mondholte ☐ Verandering of verlies van smaak ☐ Vermoeidheid/zwakte ☐ Emotionele stress	☐ Gewichtsverlies: gewicht 10-20% beneden het gebruikelijke gewicht met betrekking tot lengte, leeftijd en geslacht (BMI) ☐ Verminderde voedingsinname ☐ Spiermassa-afname ☐ Vertraagde wondgenezing

Literatuur

NANDA (North American Nursing Diagnosis Association). *Verpleegkundige diagnoses definities en classificatie 2003-2004.* (4e druk). Bohn Stafleu Van Loghum, Houten. P. 207.

McCloskey, J.C. & Bulechek, G.M. (2002). *Verpleegkundige interventies.* (2e druk) tweede & derde oplage. Elsevier gezondheidszorg, Maarssen. P. 908, 690 & 487.

Moorhead, S., Johnson, M., Maas, M. (2004). *Nursing Outcomes Classification (NOC).* Derde editie. Mosby, St. Louis, Missouri. P. 621, 410.

Doel
De zorgvrager krijgt dagelijks voldoende voeding tot zich zodat het lichaamsgewicht stabiliseert.

Interventies
Voedingsbeleid (NIC: 1100)
Ondersteuning bij gewichtstoename (NIC: 1240)
dd _____ Geef de zorgvrager informatie over de interventies bij voedingstekort
· Weeg dagelijks in de ochtend het lichaamsgewicht onder gelijke condities
dd _____ Informeer/overleg met de voedingsassistente over verminderde voedings-intake, aangepaste voeding
dd _____ Wees alert op huiddefecten; start verpleegkundige diagnose huiddefect
dd _____ Wanneer misselijkheid/braken voedingstekort veroorzaakt: start verpleegkundige diagnose misselijkheid/braken
dd _____ Wanneer orale mucositis/pijn in mond/slokdarm voedingstekort veroorzaakt: start verpleegkundige diagnose orale mucositis
dd _____ Wanneer pijn in mond/slokdarm voedingstekort veroorzaakt: start verpleegkundige diagnose acute pijn

Bespreekpunt arts
dd _____ Gewicht zorgvrager
dd _____ Consult diëtiste (calorieberekening)

Resultaten

Evalueer tijdens dag- en avonddienst
Beoogd resultaat (NOC)_____ Per datum/ontslag:_____
NOC: 1004 Voedingstoestand
Indicator: Voedingsintake
0 = Niet verstoord
1 = Matig verstoord
2 = Ernstig verstoord

Score/paraaf									
Datum									
Dagdienst									
Avonddienst									

Score/paraaf									
Datum									
Dagdienst									
Avonddienst									

Score/paraaf									
Datum									
Dagdienst									
Avonddienst									

Score/paraaf									
Datum									
Dagdienst									
Avonddienst									

Score/paraaf									
Datum									
Dagdienst									
Avonddienst									

Score/paraaf									
Datum									
Dagdienst									
Avonddienst									

Score/paraaf									
Datum									
Dagdienst									
Avonddienst									

Stopdatum:

Resultaten

Elke week op maandag door voedingsassistent
Beoogd resultaat (NOC) _____ Per datum/ontslag: _____
Indicator: Must-score (Erasmus MC)
0 = Geen risico op ondervoeding
1 = Matig risico op ondervoeding
2 = Ernstig risico op ondervoeding

Score/paraaf									
Datum									
Dagdienst									

Score/paraaf									
Datum									
Dagdienst									

Score/paraaf									
Datum									
Dagdienst									

Score/paraaf									
Datum									
Dagdienst									

Score/paraaf									
Datum									
Dagdienst									

Score/paraaf									
Datum									
Dagdienst									

Score/paraaf									
Datum									
Dagdienst									

Score/paraaf									
Datum									
Dagdienst									

Score/paraaf									
Datum									
Dagdienst									

Stopdatum:

Startdatum:

2.2 Zorgvrager heeft orale mucositis

Definitie: Beschadiging van de lippen en van het slijmvlies in de mondholte.

Samenhangende factoren	Symptomen
☐ Cytostatica ☐ Radiotherapie ☐ Verminderde afweer	☐ Oplopende pijnscore ten gevolge van pijn in mond/keel ☐ Roodheid slijmvliezen ☐ Laesies/zweren in de mondholte ☐ Bleekheid tandvlees en slijmvlies ☐ Bemoeilijkte spraak ☐ Verwoorden van nare smaak in de mond ☐ Droge mond ☐ Blaasjes, knobbeltjes ☐ Stinkende adem ☐ Oedeem van de mondslijmvliezen ☐ Veranderde speekselproductie ☐ Beslagen tong ☐ Verwoorden van problemen met eten of slikken ☐ Verwoorden van verminderde of afwezige smaak ☐ Bloeding

Literatuur

NANDA (North American Nursing Diagnosis Association). *Verpleegkundige diagnoses definities en classificatie 2003-2004.* (4e druk). Bohn Stafleu Van Loghum, Houten. P. 123.
McCloskey, J.C. & Bulechek, G.M. (2002). *Verpleegkundige interventies.* (2e druk) tweede & derde oplage. Elsevier gezondheidszorg, Maarssen. P. 883, 457.
ProtocolNet: Document SCT AL MON versie 1 (Behandelende mondverzorging), Erasmus MC Hematologie.

Doel
Zorgvrager geeft aan dat de onaangename gevolgen van orale mucositis draaglijk zijn. Verergering van de orale mucositis wordt voorkomen.

Interventies
Mondverzorging orale stoornis (NIC: 1730)
Beleid Hematologie Erasmus MC

dd _____ Geef de zorgvrager informatie over de interventies bij orale mucositis
dd _____ Geef de zorgvrager informatie over het protocol 'behandelende mondverzorging'
dd _____ Informeer de voedingsassistent ten aanzien van voedingsadviezen
dd _____ Wanneer sprake is van pijn in de mond: start verpleegkundige diagnose acute pijn
dd _____ Wanneer onvoldoende voedings- en vochtintake: start verpleegkundige diagnose voedingstekort/vochttekort

Bespreekpunt arts
dd _____ Start protocol 'Behandelde mondverzorging'
dd _____ Mogelijkheid medicatie-inname
dd _____ Mogelijkheid vocht- en voedingsinname
· Dagelijks inspectie van het mondslijmvlies volgens Common Terminology Criteria for Adverse Events

Resultaten

Evalueer dagelijks tijdens artsenvisite

Wanneer score <1: stop deze diagnose en start diagnose verhoogde kans op orale mucositis

Beoogd resultaat (NOC)_____ Per datum/ontslag:_____

Indicator: Common Terminology Criteria for Adverse Events (CTCAE)

0 = Geen orale mucositis/afwijkingen in mond- en keelholte
1 = Pijnloze ulcera, erytheem of lichte keelpijn zonder laesies
2 = Pijnlijk erytheem, oedeem of ulcera, nog wel in staat tot eten en slikken
3 = Pijnlijk erytheem, oedeem of ulcera waarvoor hydratie nodig is
4 = Ernstige ulcera, parenterale of enterale voedingssupport noodzakelijk, evtentueel profylactische intubatie

Score/paraaf										
Datum										
Dagdienst										

Score/paraaf										
Datum										
Dagdienst										

Score/paraaf										
Datum										
Dagdienst										

Score/paraaf										
Datum										
Dagdienst										

Score/paraaf										
Datum										
Dagdienst										

Score/paraaf										
Datum										
Dagdienst										

Score/paraaf										
Datum										
Dagdienst										

Score/paraaf										
Datum										
Dagdienst										

Stopdatum:

Startdatum:

2.3 Zorgvrager heeft verhoogde kans op orale mucositis

Definitie: Verhoogde kans op beschadiging van de lippen en van het slijmvlies in de mondholte.

Risicofactoren
☐ Cytostatica
☐ Radiotherapie
☐ Verminderde afweer

Literatuur
McCloskey, J.C. & Bulechek, G.M. (2002). *Verpleegkundige interventies.* (2e druk) tweede & derde oplage. Elsevier gezondheidszorg, Maarssen. P. 883, 459.
ProtocolNet: Document SCT AL PRE1, versie 1 (Preventieve mondverzorging), Erasmus MC Hematologie.

Doel
Verminderen van het risico dat de zorgvrager orale mucositis ontwikkelt.

Interventies
Mondverzorging: verhoogd risico (NIC: 1710)
Beleid Hematologie Erasmus MC

dd _____ Geef de zorgvrager informatie over de interventies bij verhoogde kans op orale mucositis

dd _____ Geef de zorgvrager informatie over het protocol 'preventieve mondverzorging'

dd _____ Wanneer Common Terminology Criteria for Adverse Events >0: start verpleegkundige diagnose orale mucositis

· Ga na of de zorgvrager veranderingen waarneemt in de smaak, het slikken, de kwaliteit van de stem, speekselproductie

dd _____ Instrueer de zorgvrager suikervrije kauwgom te kauwen of op zuurtjes te zuigen om de speekselproductie te stimuleren

Bespreekpunt arts
dd _____ Dagelijks inspectie van het mondslijmvlies volgens Common Terminology Criteria for Adverse Events

Resultaten

Evalueer dagelijks tijdens artsenvisite
Wanneer score ≥ 1: stop deze diagnose en start diagnose orale mucositis
Beoogd resultaat (NOC)_____ Per datum/ontslag:_____
Indicator: Common Terminology Criteria for Adverse Events

0 = Geen orale mucositis/afwijkingen in mond- en keelholte
1 = Pijnloze ulcera, erytheem of lichte keelpijn zonder laesies
2 = Pijnlijk erytheem, oedeem of ulcera, nog wel in staat tot eten en slikken
3 = Pijnlijk erytheem, oedeem of ulcera waarvoor hydratie nodig is
4 = Ernstige ulcera, parenterale of enterale voedingssupport noodzakelijk, eventueel profylactische intubatie

Score/paraaf									
Datum									
Dagdienst									

Score/paraaf									
Datum									
Dagdienst									

Score/paraaf									
Datum									
Dagdienst									

Score/paraaf									
Datum									
Dagdienst									

Score/paraaf									
Datum									
Dagdienst									

Score/paraaf									
Datum									
Dagdienst									

Score/paraaf									
Datum									
Dagdienst									

Score/paraaf									
Datum									
Dagdienst									

Stopdatum:

Startdatum:

2.4 Zorgvrager is overvuld met vocht

Definitie: De toestand waarin iemand een verhoogde isotonische (van gelijke osmotische druk als de omgeving) vochtretentie heeft. De toestand waarin iemand vocht vasthoudt en oedeem heeft.

Samenhangende factoren	Symptomen
☐ Verstoorde regulatiemechanismen ten gevolge van nierfalen ☐ Verstoord albumine ☐ Overmatige vocht- of natriuminname ☐ Hartfalen	☐ Oedeem ☐ Kortademigheid ☐ Gewichtstoename binnen aantal uur ☐ Sterk positieve vochtbalans ☐ Veranderingen in bloeddruk ☐ Verminderde urineproductie

Literatuur

NANDA (North American Nursing Diagnosis Association). *Verpleegkundige diagnoses definities en classificatie 2003-2004.* (4e druk). Bohn Stafleu Van Loghum, Houten. P. 203.

McCloskey, J.C. & Bulechek, G.M. (2002). *Verpleegkundige interventies.* (2e druk) tweede & derde oplage. Elsevier gezondheidszorg, Maarssen. P. 891, 787, 275 & 686.

Moorhead, S., Johnson, M., Maas, M. (2004). *Nursing Outcomes Classification (NOC).* Derde editie. Mosby, St. Louis, Missouri. P. 297.

Johson, M. & Maas, M. (1999). *Verpleegkundige zorgresultaten.* (1e druk). Elsevier gezondheidszorg, Maarssen. P. 386.

Doel
Verminderen van de hoeveelheid extracellulair en/of intracellulair vocht binnen acht uur en voorkomen van complicaties bij de overvulde zorgvrager.

Interventies
Bewaking van vochthuishouding (NIC: 4130)
Vochtbeleid (NIC: 4120)
Zorg bij overvulling (NIC: 4170)

dd _____ Geef de zorgvrager informatie over de interventies bij overvulling
- Bewaak tensie en polsfrequentie
- Weeg de zorgvrager volgens afspraak
- Wees alert op kortademigheid
- Controleer op symptomen van duizeligheid
- Bewaak kleur en productie urine
- Wees alert op oedeem
- Neem maatregelen om oedeem te verminderen

dd _____ Informeer de voedingsassistentie wanneer zorgvrager een vochtbeperking heeft

dd _____ Wees alert op huiddefecten; start zo nodig verpleegkundige diagnose huiddefect

Bespreekpunt arts
dd _____ Vochtinname
dd _____ Weegbeleid
dd _____ Diureticabeleid, streefgewicht, infuusbeleid
dd _____ Compressief zwachtelen

Resultaten

Evalueer tijdens dagdienst
Beoogd resultaat (NOC)_____ Per datum/ontslag:_____
NOC: 0603 Overvulling met vocht
Indicator: Oedeem in ledematen
0 = Niet aanwezig
1 = Matig
2 = Ernstig

Score/paraaf									
Datum									
Dagdienst									

Score/paraaf									
Datum									
Dagdienst									

Score/paraaf									
Datum									
Dagdienst									

Score/paraaf									
Datum									
Dagdienst									

Score/paraaf									
Datum									
Dagdienst									

Score/paraaf									
Datum									
Dagdienst									

Score/paraaf									
Datum									
Dagdienst									

Score/paraaf									
Datum									
Dagdienst									

Stopdatum:

Resultaten

Evalueer tijdens dag- en avonddienst

Beoogd resultaat (NOC)_____ Per datum/ontslag:_____

NOC: 0603 Overvulling met vocht

Indicator: Gewicht

0 = < streefgewicht

1 = > streefgewicht

Score/paraaf									
Datum									
Dagdienst									
Avonddienst									

Score/paraaf									
Datum									
Dagdienst									
Avonddienst									

Score/paraaf									
Datum									
Dagdienst									
Avonddienst									

Score/paraaf									
Datum									
Dagdienst									
Avonddienst									

Score/paraaf									
Datum									
Dagdienst									
Avonddienst									

Score/paraaf									
Datum									
Dagdienst									
Avonddienst									

Score/paraaf									
Datum									
Dagdienst									
Avonddienst									

Stopdatum:

Startdatum:

2.5 Zorgvrager heeft een huiddefect/decubitus _____ **(specificeer)**

Definitie: Een toestand waarin iemand een beschadigde opperhuid en/of lederhuid of niet wegdrukbare roodheid heeft.

Samenhangende factoren	Symptomen
☐ Koorts of ondertemperatuur ☐ Radiotherapie ☐ Cytostatica ☐ Medicatie ☐ Graft-versus-hostziekte ☐ Fysieke immobilisatie ☐ Incontinentie ☐ Gewijzigde voedingstoestand ☐ Slechte wondgenezing ☐ Verandering in circulatie ☐ Verandering in huidturgor	☐ Ulceratie, kleurverandering van de huid ☐ Pijnlijke, gevoelige huid

Literatuur
NANDA (North American Nursing Diagnosis Association). *Verpleegkundige diagnoses definities en classificatie 2003-2004.* (4e druk). Bohn Stafleu Van Loghum, Houten. P. 85.
McCloskey, J.C. & Bulechek, G.M. (2002). *Verpleegkundige interventies.* (2e druk) tweede & derde oplage. Elsevier gezondheidszorg, Maarssen. P. 863, 268.
Waterlowscore, Electronisch zorgdossier Elpado
Moorhead, S., Johnson, M., Maas, M. (2004). *Nursing Outcomes Classification (NOC).* Derde editie. Mosby, St. Louis, Missouri. P. 567.

Doel
Voorkomen van verergering huiddefect en bevorderen van wondgenezing.

Interventies
Bewaking van de huidconditie (NIC: 3590)
dd _____ Geef de zorgvrager informatie over de interventies bij huiddefect
- Inspecteer de huid op roodheid en defecten, 2x per week decubitusscore met behulp van de Waterlow-score
- Maak gebruik van anti-decubitusmateriaal

dd _____ Pas wisselligging toe (met behulp van kussens) à 3 uur om langdurige druk te voorkomen bij immobiliteit
- Wees alert op druk- en wrijvingsplaatsen
- Instrueer de zorgvrager de huid niet los te trekken (bij blaren)
- Help de zorgvrager als dit nodig is, bij pijnlijke handen

dd _____ Verwijder overmatig vocht van de huid: transpiratie, wondvocht, urine, faeces; indien van toepassing start verpleegkundige diagnose transpiratie/volledige urine-incontinentie/incontinentie van faeces

Bespreekpunt arts
dd _____ Koelzalf/Triamcinoloncrème/Lanettecrème
dd _____ Wondconsulent in consult

Resultaten

Evalueer tijdens dagdienst

Beoogd resultaat (NOC)_____ Per datum/ontslag:_____

Indicator: Huid bevindt zich in gezonde conditie

0 = Intacte huid
1 = Niet-wegdrukbare roodheid of cyanose
2 = Intacte blaar of huidirritatie door uitwendige oorzaken
3 = Oppervlakkig huiddefect met of zonder necrose
4 = Diep huiddefect met of zonder necrose

Score/paraaf									
Datum									
Dagdienst									

Score/paraaf									
Datum									
Dagdienst									

Score/paraaf									
Datum									
Dagdienst									

Score/paraaf									
Datum									
Dagdienst									

Score/paraaf									
Datum									
Dagdienst									

Score/paraaf									
Datum									
Dagdienst									

Score/paraaf									
Datum									
Dagdienst									

Score/paraaf									
Datum									
Dagdienst									

Stopdatum:

Resultaten

Evalueer tijdens dagdienst
Beoogd resultaat (NOC)_____ Per datum/ontslag:_____
NOC: 1103 Wondgenezing
Indicator: Intactheid van de huid
0 = Gezonde huid
1 = Wondformaat is verkleind
2 = Gelijkblijvend wondformaat
3 = Wondformaat is toegenomen

Score/paraaf									
Datum									
Dagdienst									

Score/paraaf									
Datum									
Dagdienst									

Score/paraaf									
Datum									
Dagdienst									

Score/paraaf									
Datum									
Dagdienst									

Score/paraaf									
Datum									
Dagdienst									

Score/paraaf									
Datum									
Dagdienst									

Score/paraaf									
Datum									
Dagdienst									

Score/paraaf									
Datum									
Dagdienst									

Stopdatum:

Startdatum:

2.6 Zorgvrager heeft dreigend huiddefect/decubitus

Definitie: De toestand waarin iemands huid de kans loopt beschadigd te worden.

Risicofactoren
☐ Koorts of ondertemperatuur
☐ Radiotherapie
☐ Medicatie
☐ Graft-versus-hostziekte
☐ Incontinentie
☐ Gewijzigde voedingstoestand
☐ Fysieke immobilisatie
☐ Verandering in circulatie
☐ Verandering in huidturgor

Literatuur

NANDA (North American Nursing Diagnosis Association). *Verpleegkundige diagnoses definities en classificatie 2003-2004*. (4e druk). Bohn Stafleu Van Loghum, Houten. P. 85.

McCloskey, J.C. & Bulechek, G.M. (2002). *Verpleegkundige interventies*. (2e druk) tweede & derde oplage. Elsevier gezondheidszorg, Maarssen. P. 863, 268.

1998. Pagina 864, 268, 333

Moorhead, S., Johnson, M., Maas, M. (2004). *Nursing Outcomes Classification (NOC)*. Derde editie. Mosby, St. Louis, Missouri. P. 567.

Doel
Voorkomen van huiddefect/decubitus.

Interventies
Bewaking van de huidconditie (NIC: 3590)
Decubituspreventie (NIC: 3540)
dd _____ Geef de zorgvrager informatie over de interventies bij dreigend huiddefect
- Inspecteer de huid op roodheid en defecten, 2x per week decubitusscore met behulp van de Waterlow-score; wanneer van toepassing start verpleegkundige diagnose huiddefect
- Maak gebruik van anti-decubitusmateriaal

dd _____ Pas wisselligging toe (met behulp van kussens) à 3 uur om langdurige druk te voorkomen wanneer de zorgvrager dit zelf niet kan
- Wees alert op druk- en wrijvingsplaatsen
- Verwijder overmatig vocht van de huid: transpiratie, wondvocht, urine, faeces; indien van toepassing start de verpleegkundige diagnose transpiratie/volledige urine-incontinentie/incontinentie van faeces

Resultaten

Evalueer tijdens dagdienst op maandag en donderdag
Beoogd resultaat (NOC)_____ Per datum/ontslag:_____
Indicator: Huid bevindt zich in gezonde conditie

0 = Intacte huid
1 = Niet-wegdrukbare roodheid of cyanose
2 = Intacte blaar of huidirritatie door uitwendige oorzaken
3 = Oppervlakkig huiddefect met of zonder necrose
4 = Diep huiddefect met of zonder necrose

Score/paraaf									
Datum									
Dagdienst									

Score/paraaf									
Datum									
Dagdienst									

Score/paraaf									
Datum									
Dagdienst									

Score/paraaf									
Datum									
Dagdienst									

Score/paraaf									
Datum									
Dagdienst									

Score/paraaf									
Datum									
Dagdienst									

Score/paraaf									
Datum									
Dagdienst									

Score/paraaf									
Datum									
Dagdienst									

Stopdatum:

Startdatum:

2.7 Zorgvrager heeft koorts

Definitie: Eenmalig gemeten temperatuur van lichaamstemperatuur > 38,7 °C of met tussenpozen van 1 uur tweemaal gemeten temperatuur van > 38,2 °C.

Samenhangende factoren	Symptomen
☐ Infectie ☐ Allergische reactie op transfusie ☐ Tumorkoorts ☐ Medicatie ☐ Onbekende oorzaak	☐ Temperatuur > 38,7 °C ☐ Met tussenpozen van 1 uur tweemaal gemeten temperatuur van >38,2 °C ☐ Rood aangelopen, warme huid ☐ Rillingen ☐ Verhoogde ademhalings- en polsfrequentie ☐ Transpireren ☐ Algehele malaise

Literatuur

NANDA (North American Nursing Diagnosis Association). *Verpleegkundige diagnoses definities en classificatie 2003-2004.* (4e druk). Bohn Stafleu Van Loghum, Houten. P. 102.

McCloskey, J.C. & Bulechek, G.M. (2002). *Verpleegkundige interventies.* (2e druk) tweede & derde oplage. Elsevier gezondheidszorg, Maarssen. P. 784.

Moorhead, S., Johnson, M., Maas, M. (2004). *Nursing Outcomes Classification (NOC).* Derde editie. Mosby, St. Louis, Missouri. P. 612.

Vademecum 2005, Hoofdstuk 5.2 'diagnostiek en behandeling neutropene koorts, Erasmus MC Hematologie

Doel
Verzorgen van de zorgvrager met een niet door omgevingsfactoren veroorzaakte verhoogde lichaamstemperatuur.

Interventies
Zorg bij koorts (NIC: 3740)
Beleid Hematologie Erasmus MC
dd _____ Geef de zorgvrager informatie over de interventies bij koorts
- Meet naast de temperatuur ook tensie en pols
- Bewaak kleur en temperatuur van de huid
- Wees alert op urineproductie
- Wees alert op bewustzijnsdalingen
- Dek de zorgvrager zo nodig alleen toe met een laken
- Wanneer zorgvrager het koud heeft/bij koude rillingen extra dekbed geven

dd _____ Wees alert op overmatige transpiratie; wanneer van toepassing start verpleegkundige diagnose overmatige transpiratie

dd _____ Wees alert op vochtintake; wanneer van toepassing start verpleegkundige diagnose vochttekort

dd _____ Wanneer van toepassing start verpleegkundige diagnose zelfstandigheidstekort bij wassen en verzorging/kleden en verzorging/toiletgang

Bespreekpunt arts
dd _____ Kweekbeleid ten aanzien van koorts
dd _____ Vochtintake en urineproductie
- Vitale functies

Resultaten

Evalueer tijdens elke dienst
Beoogd resultaat (NOC)_____ Per datum/ontslag:_____
NOC: 0800 Temperatuursregulatie
Indicator: Temperatuur bevindt zich binnen normaalwaarden
0 = Temperatuur ≤ 38.2 °C
1 = Temperatuur > 38.2 °C

Score/paraaf									
Datum									
Dagdienst									
Avonddienst									
Nachtdienst									

Score/paraaf									
Datum									
Dagdienst									
Avonddienst									
Nachtdienst									

Score/paraaf									
Datum									
Dagdienst									
Avonddienst									
Nachtdienst									

Score/paraaf									
Datum									
Dagdienst									
Avonddienst									
Nachtdienst									

Score/paraaf									
Datum									
Dagdienst									
Avonddienst									
Nachtdienst									

Score/paraaf									
Datum									
Dagdienst									
Avonddienst									
Nachtdienst									

Score/paraaf									
Datum									
Dagdienst									
Avonddienst									
Nachtdienst									

Stopdatum:

Startdatum:

2.8 Zorgvrager is misselijk/braakt

Definitie: Een subjectief onaangenaam gevoel dat wel of niet leidt tot de aandrang om te moeten braken.

Samenhangende factoren	Symptomen
☐ Cytostatica ☐ Medicatie ☐ Radiotherapie ☐ Mucositis ☐ Infecties van de slokdarm ☐ Psychologische factoren ☐ Graft-versus-hostziekte ☐ Fysieke factoren (bijvoorbeeld verhoogde intracraniële druk, meningitis) ☐ Lokale tumoren ☐ Passagestoornis in darmen/maag	☐ Klaagt over misselijkheid of een naar gevoel in de maagstreek ☐ Afkeer van eten/drinken ☐ Braakneigingen (kokhalzen) of braken ☐ Zure onaangename smaak in de mond ☐ Veranderde speekselproductie/slikbeweging ☐ Verhoogde transpiratie/polsfrequentie

Literatuur
NANDA (North American Nursing Diagnosis Association). *Verpleegkundige diagnoses definities en classificatie 2003-2004.* (4e druk). Bohn Stafleu Van Loghum, Houten. P. 116.
McCloskey, J.C. & Bulechek, G.M. (2002). *Verpleegkundige interventies.* (2e druk) tweede & derde oplage. Elsevier gezondheidszorg, Maarssen. P. 880 & 180.
WHO-score misselijkheid/ braken

Doel
Opheffen van misselijkheid; zorgvrager krijgt benodigde zorg rondom misselijkheid/braken.

Interventies
Beleid bij misselijkheid (NIC: 1450)
dd _____ Geef de zorgvrager informatie over de interventies bij misselijkheid/braken
· Beperk omgevingsfactoren die misselijkheid opwekken
dd _____ Bespreek met de voedingsassistent de misselijkheid/het braken van de zorgvrager
dd _____ Wees alert op vochttekort; wanneer van toepassing start verpleegkundige diagnose vochttekort
dd _____ Wees alert op voedingsintake; wanneer van toepassing start verpleegkundige diagnose voedingstekort
dd _____ Pas in overleg met zorgvrager complementaire zorg toe

Bespreekpunt arts
dd _____ Anti-emeticabeleid
dd _____ Medicatie-inname
dd _____ Vocht- en voedingsinname

Resultaten

Evalueer tijdens elke dienst

Beoogd resultaat (NOC)_____ Per datum/ontslag:_____

WHO Indicator: Misselijkheid/braken

0 = Is niet misselijk/braakt niet
1 = Is misselijk
2 = Braken 1x (en misselijk)
3 = Braken 2-5x (en misselijk)
4 = Braken 6-10x (en misselijk)
5 = >10x braken (en misselijk)

Score/paraaf										
Datum										
Dagdienst										
Avonddienst										
Nachtdienst										

Score/paraaf										
Datum										
Dagdienst										
Avonddienst										
Nachtdienst										

Score/paraaf										
Datum										
Dagdienst										
Avonddienst										
Nachtdienst										

Score/paraaf										
Datum										
Dagdienst										
Avonddienst										
Nachtdienst										

Score/paraaf										
Datum										
Dagdienst										
Avonddienst										
Nachtdienst										

Stopdatum:

Startdatum:

2.9 Zorgvrager heeft jeuk

Definitie: Een onplezierig gevoel dat aanzet tot krabben.

Samenhangende factoren	Symptomen
☐ Maligniteiten ☐ Bijwerking van medicatie ☐ Lever- en nierinsufficiëntie ☐ Vocht- en elektrolytenstoornis ☐ Infectieziekten ☐ Huid-/slijmvliesaandoeningen ☐ Allergische reactie ☐ Wondgenezing	☐ Krabben, wrijven of schuren ☐ Krabplekken ☐ Roodheid ☐ Droge, ruwe, schilferige, ontvelde huid ☐ Onrust ☐ Ervaring van slecht slapen

Literatuur

www.oncoline.nl Richtlijnen jeuk 04-03-2008.
McCloskey, J.C. & Bulechek, G.M. (2002). *Verpleegkundige interventies.* (2e druk) tweede & derde oplage. Elsevier gezondheidszorg, Maarssen. P. 184, 144, 275.

Doel
Zorgvrager geeft aan dat de kenmerken van de jeuk zijn verdwenen en hij/zij geen neiging meer heeft om te krabben. Zorgvrager weet maatregelen toe te passen om de jeuk te verlichten.

Interventies
Beleid bij pruritis (NIC: 3550)
Afleiding (5900)

- dd _____ Geef de zorgvrager informatie over de interventies bij jeuk
  - Inspecteer dagelijks op huidafwijkingen
  - Pas koeling toe om de irritatie te verminderen
- dd _____ Raad de zorgvrager aan het gebruik van geparfumeerde badzeep en olie te vermijden evenals cosmetica en adviseer geen knellende kleding te gebruiken
- dd _____ Adviseer de zorgvrager crème te gebruiken en talkpoeder
- dd _____ Wanneer van toepassing start verpleegkundige diagnose: Beschadigde huid/Vochttekort/Verstoord slaappatroon/Machteloosheid/Moedeloosheid
- dd _____ Vraag de zorgvrager welke afleidingstechnieken gebruikt kunnen worden
- dd _____ Adviseer katoenen handschoenen te dragen

Bespreekpunt arts
- dd _____ Crèmes
- dd _____ Medicatie tegen de jeuk

Resultaten

Evalueer tijdens dag- en avonddienst
Beoogd resultaat (NOC)_____ Per datum/ontslag:_____

Indicator: Jeuk

0 = Afwezig
1 = Soms
2 = Continu aanwezig

Score/paraaf										
Datum										
Dagdienst										
Avonddienst										

Score/paraaf										
Datum										
Dagdienst										
Avonddienst										

Score/paraaf										
Datum										
Dagdienst										
Avonddienst										

Score/paraaf										
Datum										
Dagdienst										
Avonddienst										

Score/paraaf										
Datum										
Dagdienst										
Avonddienst										

Score/paraaf										
Datum										
Dagdienst										
Avonddienst										

Score/paraaf										
Datum										
Dagdienst										
Avonddienst										

Stopdatum:

Startdatum:

2.10 Zorgvrager heeft vochttekort

Definitie: De toestand waarin iemand vermindering van vocht binnen de bloedvaten, tussen de weefsels, en/of binnen de cellen heeft. Dit verwijst naar uitdroging, verlies van water zonder een verandering in het natriumgehalte.

Samenhangende factoren	Symptomen
☐ Koorts ☐ Diarree ☐ Overmatige transpiratie ☐ Overmatig vochtverlies langs niet-natuurlijke weg ☐ Geneesmiddelen ☐ Braken ☐ Verminderd vermogen tot inname van vocht	☐ Verminderde urine-uitscheiding ☐ Plotseling gewichtsverlies ☐ Koorts ☐ Verandering in de psychische toestand ☐ Verminderde huidturgor ☐ Droge slijmvliezen ☐ Dorst ☐ Verhoogde polsfrequentie ☐ Verlaagde bloeddruk ☐ Verwardheid

Literatuur

NANDA (North American Nursing Diagnosis Association). *Verpleegkundige diagnoses definities en classificatie 2003-2004*. (4e druk). Bohn Stafleu Van Loghum, Houten. P. 204.

McCloskey, J.C. & Bulechek, G.M. (2002). *Verpleegkundige interventies*. (2e druk) tweede & derde oplage. Elsevier gezondheidszorg, Maarssen. P. 906, 275, 686 & 798.

Moorhead, S., Johnson, M., Maas, M. (2004). *Nursing Outcomes Classification (NOC)*. Derde editie. Mosby, St. Louis, Missouri. P. 607, 295, 413.

Doel
Aanvullen van het vasculaire vocht binnen 8 uur en voorkomen van complicaties ten gevolge van een verstoring daarvan.

Interventies
Bewaking van vochthuishouding (NIC: 4130)
Vochtbeleid (NIC: 4120)
Zorg bij vochttekort (NIC: 4180)
dd _____ Geef de zorgvrager informatie over de interventies bij vochttekort
- Wees alert op huidturgor
- Weeg zorgvrager volgens afspraak
- Bewaak tensie en polsfrequentie, wees alert op hypovolemische shock

dd _____ Informeer voedingsassistente over het vochttekort
- Controleer op symptomen van duizeligheid

dd _____ Bewaak kleur en productie urine
dd _____ Wees alert op huiddefecten; start zo nodig verpleegkundige diagnose huiddefect

Bespreekpunt arts:
dd _____ Orale vochtinname
dd _____ Infuusbeleid
dd _____ Weegbeleid/vochtbalans

Resultaten

Evalueer tijdens dagdienst
Beoogd resultaat (NOC)_____ Per datum/ontslag:_____
NOC: 0601 Vochtbalans
Indicator: Huidturgor (graad van soepelheid en spanning van de huid)
0 = Soepele huid, aanwezige spanningstoestand
1 = Niet-soepele huid, verminderde spanningstoestand

Score/paraaf									
Datum									
Dagdienst									

Score/paraaf									
Datum									
Dagdienst									

Score/paraaf									
Datum									
Dagdienst									

Score/paraaf									
Datum									
Dagdienst									

Score/paraaf									
Datum									
Dagdienst									

Score/paraaf									
Datum									
Dagdienst									

Score/paraaf									
Datum									
Dagdienst									

Score/paraaf									
Datum									
Dagdienst									

Score/paraaf									
Datum									
Dagdienst									

Stopdatum:

Resultaten
Evalueer tijdens dag- en avonddienst
Beoogd resultaat (NOC)_____ Per datum/ontslag:_____
NOC: 1008 Voedingstoestand: voedsel- en vochtinname
Indicator: Orale vochtinname
1 = > 1,5 liter/24 uur
2 = < 1,5 liter/24 uur
3 = Geen vochtinname

Score/paraaf									
Datum									
Dagdienst									
Avonddienst									

Score/paraaf									
Datum									
Dagdienst									
Avonddienst									

Score/paraaf									
Datum									
Dagdienst									
Avonddienst									

Score/paraaf									
Datum									
Dagdienst									
Avonddienst									

Score/paraaf									
Datum									
Dagdienst									
Avonddienst									

Score/paraaf									
Datum									
Dagdienst									
Avonddienst									

Score/paraaf									
Datum									
Dagdienst									
Avonddienst									

Stopdatum:

Uitscheidingspatroon

3

3.1 Obstipatie
3.2 Dreigende obstipatie
3.3 Diarree
3.4 Incontinentie voor faeces
3.5 Volledige urine-incontinentie
3.6 Urineretentie
3.7 Overmatige transpiratie

Startdatum:

3.1 Zorgvrager heeft obstipatie

Definitie: Een verminderde frequentie van iemands stoelgang, gepaard gaande met moeilijke of niet-volledige ontlasting en/of buitengewoon harde droge ontlasting.

Samenhangende factoren	Symptomen
☐ Verandering in dagelijkse gewoonten ☐ Onvoldoende lichaamsbeweging ☐ Onvoldoende vocht- en/of vezelinname ☐ Geneesmiddelen ☐ Emotionele stress/depressie/geestelijk in de war zijn ☐ Anale fissuren/aambeien ☐ Tumormassa in buikholte	☐ Verminderde eetlust ☐ Misselijkheid en/of braken ☐ Persen bij stoelgang ☐ Donkere, droge, harde ontlasting ☐ Slijmerige ontlasting ☐ Overloopdiarree ☐ Pijn bij defecatie ☐ Verminderde hoeveelheid en frequentie van ontlasting ☐ Opgezette buik ☐ Gevoelige, pijnlijke buik ☐ Ernstige flatulentie

Literatuur
NANDA (North American Nursing Diagnosis Association). *Verpleegkundige diagnoses definities en classificatie 2003-2004.* (4e druk). Bohn Stafleu Van Loghum, Houten. P. 125.
McCloskey, J.C. & Bulechek, G.M. (2002). *Verpleegkundige interventies.* (2e druk) tweede & derde oplage. Elsevier gezondheidszorg, Maarssen. P. 884, 335 & 463.
Moorhead, S., Johnson, M., Maas, M. (2004). *Nursing Outcomes Classification (NOC).* Derde editie. Mosby, St. Louis, Missouri. P. 592, 169.

Doel
Behandelen van obstipatie.

Interventies
Obstipatiebeleid (NIC:0450)
Defecatiebeleid (NIC: 0430)
dd _____ Geef de zorgvrager informatie over de interventies bij obstipatie
dd _____ Bespreek met de voedingsassistente vezelrijke voeding en extra drinken
· Bewaak het defecatiepatroon, dagelijks in de ochtend defecatiepatroon navragen
· Bevorder lichaamsbeweging
dd _____ Wees alert op vochtintake; wanneer van toepassing start verpleegkundige diagnose vochttekort

Bespreekpunt arts
dd _____ Laxeerbeleid
dd _____ Vochtinname

Resultaten

Evalueer tijdens dagdienst (scoren met betrekking tot voorgaande dag)
Beoogd resultaat (NOC)_____ Per datum/ontslag:_____
NOC: 0501 Uitscheidingspatroon
Indicator: Consistentie faeces

0 = Normaal
1 = Waterig (N.B. bij >3x/24 uur start diagnose diarree)
2 = Brijig
3 = Vast
4 = Geen ontlasting

Score/paraaf									
Datum									
Dagdienst									

Score/paraaf									
Datum									
Dagdienst									

Score/paraaf									
Datum									
Dagdienst									

Score/paraaf									
Datum									
Dagdienst									

Score/paraaf									
Datum									
Dagdienst									

Score/paraaf									
Datum									
Dagdienst									

Score/paraaf									
Datum									
Dagdienst									

Score/paraaf									
Datum									
Dagdienst									

Stopdatum:

Resultaten

Evalueer tijdens dagdienst (scoren met betrekking tot voorgaande dag)
Beoogd resultaat (NOC)_____ Per datum / ontslag:_____
NOC: 0501 Uitscheidingspatroon
Indicator: Stoelgang
0 = Soepel
1 = Moeizaam
2 = Niet mogelijk

Score/paraaf									
Datum									
Dagdienst									

Score/paraaf									
Datum									
Dagdienst									

Score/paraaf									
Datum									
Dagdienst									

Score/paraaf									
Datum									
Dagdienst									

Score/paraaf									
Datum									
Dagdienst									

Score/paraaf									
Datum									
Dagdienst									

Score/paraaf									
Datum									
Dagdienst									

Score/paraaf									
Datum									
Dagdienst									

Score/paraaf									
Datum									
Dagdienst									

Stopdatum:

Startdatum:

3.2 Zorgvrager heeft dreigende obstipatie

Definitie: Een verhoogd risico op verminderde frequentie van iemands stoelgang, gepaard gaande met een moeilijke of niet volledige ontlasting en / of buitengewoon harde, droge ontlasting.

Risicofactoren
☐ Onvoldoende lichaamsbeweging
☐ Emotionele stress
☐ Geestelijk in de war zijn
☐ Slechte voedingstoestand
☐ Onvoldoende vochtinname
☐ Verminderd vermogen tot actieve peristaltiek van het maag-darmkanaal
☐ Cytostatica
☐ Medicatie
☐ Aambeien / abces / zweer rectum / anale fissuren
☐ Neurologische stoornis
☐ Tumormassa in buikholte

Literatuur
NANDA (North American Nursing Diagnosis Association). *Verpleegkundige diagnoses definities en classificatie 2003-2004.* (4e druk). Bohn Stafleu Van Loghum, Houten. P. 125.
McCloskey, J.C. & Bulechek, G.M. (2002). *Verpleegkundige interventies.* (2e druk) tweede & derde oplage. Elsevier gezondheidszorg, Maarssen. P. 884, 335 & 463.
Moorhead, S., Johnson, M., Maas, M. (2004). *Nursing Outcomes Classification (NOC).* Derde editie. Mosby, St. Louis, Missouri. P. 169, 593.

Doel
Voorkomen van obstipatie gedurende de opname.

Interventies
Obstipatiebeleid (NIC: 0450)
Defecatiebeleid (NIC: 0430)
dd _____ Geef de zorgvrager informatie over de interventies bij dreigende obstipatie
dd _____ Bespreek met de voedingsassistente vezelrijke voeding en extra drinken
· Bewaak het defecatiepatroon, dagelijks in de ochtend defecatiepatroon navragen
dd _____ Wees alert op klachten en verschijnselen van obstipatie; wanneer van toepassing start verpleegkundige diagnose obstipatie
· Bevorder lichaamsbeweging
dd _____ Wees alert op vochtintake; wanneer van toepassing start verpleegkundige diagnose vochttekort

Bespreekpunt arts
dd _____ Laxeerbeleid
dd _____ Vochtinname

Resultaten

Evalueer tijdens dagdienst (scoren met betrekking tot voorgaande dag)
Beoogd resultaat (NOC)_____ Per datum/ontslag:_____
NOC: 0501 Uitscheidingspatroon
Indicator: Consistentie faeces

0 = Normaal
1 = Waterig (N.B. bij >3x/24 uur start diagnose diarree)
2 = Brijig
3 = Vast
4 = Geen ontlasting

Score/paraaf									
Datum									
Dagdienst									

Score/paraaf									
Datum									
Dagdienst									

Score/paraaf									
Datum									
Dagdienst									

Score/paraaf									
Datum									
Dagdienst									

Score/paraaf									
Datum									
Dagdienst									

Score/paraaf									
Datum									
Dagdienst									

Score/paraaf									
Datum									
Dagdienst									

Score/paraaf									
Datum									
Dagdienst									

Score/paraaf									
Datum									
Dagdienst									

Stopdatum:

Startdatum:

3.3 Zorgvrager heeft diarree

Definitie: Stoelgang van onsamenhangende vormloze ontlasting.

Samenhangende factoren	Symptomen
☐ Cytostatica ☐ Radiotherapie ☐ Infectie darmen ☐ Medicatie ☐ Overdosering laxantia	☐ Ten minste 3 onsamenhangende vormloze ontlastingen per 24 uur ☐ Aandrang tot ontlasting ☐ Buikpijn ☐ Darmkrampen ☐ Verandering in kleur en consistentie van ontlasting

Literatuur
NANDA (North American Nursing Diagnosis Association). *Verpleegkundige diagnoses definities en classificatie 2003-2004.* (4e druk). Bohn Stafleu Van Loghum, Houten. P. 47.
McCloskey, J.C. & Bulechek, G.M. (2002). *Verpleegkundige interventies.* (2e druk) tweede & derde oplage. Elsevier gezondheidszorg, Maarssen. P. 846 & 338.
WHO-score diarree

Doel
Behandelen en verlichten van diarree.

Interventies
Diarreebeleid (NIC: 0460)

dd _____ Geef de zorgvrager informatie over de interventies bij diarree
- Observeer en rapporteer het defecatiepatroon met betrekking tot frequentie, hoeveelheid, kleur, geur en consistentie

dd _____ Bespreek met de voedingsassistent voedingsadviezen bij diarree
- Bied de zorgvrager praktische ondersteuning/hulpmiddelen bij diarree, waarborg privacy

dd _____ Wees alert op peri-anale klachten, bewaak huidconditie en huidturgor; wanneer van toepassing start verpleegkundige diagnose huiddefect

dd _____ Wees alert op vochtintake; wanneer van toepassing start verpleegkundige diagnose vochttekort

dd _____ Wees alert op voedingsintake; wanneer van toepassing start verpleegkundige diagnose voedingstekort

dd _____ Wees alert op darmkrampen; wanneer van toepassing start verpleegkundige diagnose acute pijn

Bespreekpunt arts
dd _____ Medicatie
dd _____ Vocht- en voedingsinname
dd _____ Kweekbeleid

Resultaten

Evalueer tijdens dagdienst ontlastingspatroon (scoren met betrekking tot voorgaande dag)

Beoogd resultaat (NOC)_____ Per datum/ontslag:_____

Indicator: WHO-score diarree

0 = Geen diarree

1 = 3x/24 uur

2 = 4-6x/24 uur, matige krampen

3 = 7-9x/24 uur, incontinentie, ernstige krampen

4 = >9x/24 uur, parenterale ondersteuning nodig

Score/paraaf									
Datum									
Dagdienst									

Score/paraaf									
Datum									
Dagdienst									

Score/paraaf									
Datum									
Dagdienst									

Score/paraaf									
Datum									
Dagdienst									

Score/paraaf									
Datum									
Dagdienst									

Score/paraaf									
Datum									
Dagdienst									

Score/paraaf									
Datum									
Dagdienst									

Score/paraaf									
Datum									
Dagdienst									

Stopdatum:

Startdatum:

3.4 Zorgvrager is incontinent voor faeces

Definitie: Verandering in gebruikelijk defecatiepatroon, gekenmerkt door onwillekeurige uitscheiding van ontlasting.

Samenhangende factoren	Symptomen
☐ Onvolledige lediging van de darmen ☐ Afwijking van de rectumsluitspier ☐ Stress ☐ Zelfstandigheidstekort in toiletgang ☐ Diarree ☐ Verwardheid/delier	☐ Constant langzaam lekken van zachte ontlasting ☐ Faecesgeur ☐ Onvermogen om de aandrang tot defeceren te herkennen

Literatuur
NANDA (North American Nursing Diagnosis Association). *Verpleegkundige diagnoses definities en classificatie 2003-2004.* (4e druk). Bohn Stafleu Van Loghum, Houten. P. 125.
McCloskey, J.C. & Bulechek, G.M. (2002). *Verpleegkundige interventies.* (2e druk) tweede & derde oplage. Elsevier gezondheidszorg, Maarssen. P. 884, 335 & 463.
Moorhead, S., Johnson, M., Maas, M. (2004). *Nursing Outcomes Classification (NOC).* Derde editie. Mosby, St. Louis, Missouri. P. 584, 167.

Doel
Bevorderen van de continentie voor faeces en voorkomen van huiddefecten rond de anus.

Interventies
Zorg bij incontinentie voor faeces (NIC: 0410)
dd _____ Geef de zorgvrager informatie over de interventies bij incontinentie voor faeces
dd _____ Ga na wat de lichamelijke of psychische oorzaak van de incontinentie voor faeces is
- Controleer regelmatig op incontinentie van faeces
- Was na elke stoelgang de stuit met Bagbath-doekjes, spray Cavilon als bescherming bij roodheid op de stuit

dd _____ Maak zo nodig gebruik van een faecescollector
- Gebruik incontinentiemateriaal

dd _____ Wees alert op huiddefecten; wanneer van toepassing start verpleegkundige diagnose dreigend huiddefect/huiddefect

Bespreekpunt arts
dd _____ Ontlastingspatroon

Resultaten

Evalueer tijdens dag- en avonddienst
Beoogd resultaat (NOC)_____ Per datum/ontslag:_____
NOC: 0500 Continentie voor faeces
Indicator: De zorgvrager herkent de aandrang om te defeceren
0 = Herkent aandrang defeceren
1 = Herkent soms aandrang defeceren
2 = Herkent altijd aandrang defeceren

Score/paraaf										
Datum										
Dagdienst										
Avonddienst										

Score/paraaf										
Datum										
Dagdienst										
Avonddienst										

Score/paraaf										
Datum										
Dagdienst										
Avonddienst										

Score/paraaf										
Datum										
Dagdienst										
Avonddienst										

Score/paraaf										
Datum										
Dagdienst										
Avonddienst										

Score/paraaf										
Datum										
Dagdienst										
Avonddienst										

Score/paraaf										
Datum										
Dagdienst										
Avonddienst										

Stopdatum:

Resultaten

Evalueer tijdens elke dienst

Beoogd resultaat (NOC)_____ Per datum/ontslag:_____

NOC: 0500 Continentie voor faeces

Indicator: Incontinentie faeces

0 = Continent

1 = Incontinent

Score/paraaf										
Datum										
Dagdienst										
Avonddienst										
Nachtdienst										

Score/paraaf										
Datum										
Dagdienst										
Avonddienst										
Nachtdienst										

Score/paraaf										
Datum										
Dagdienst										
Avonddienst										
Nachtdienst										

Score/paraaf										
Datum										
Dagdienst										
Avonddienst										
Nachtdienst										

Score/paraaf										
Datum										
Dagdienst										
Avonddienst										
Nachtdienst										

Score/paraaf										
Datum										
Dagdienst										
Avonddienst										
Nachtdienst										

Stopdatum:

Startdatum:

3.5 Zorgvrager heeft volledige urine-incontinentie

Definitie: De toestand waarbij iemand voortdurend en onvoorspelbaar urine verliest.

Samenhangende factoren	Symptomen
☐ Na verwijdering urinekatheter ☐ Neurologische functiestoornissen waardoor op onvoorspelbare momenten urinelozing plaatsvindt ☐ Prolaps (verzakking)	☐ Voortdurend afvloeien van urine op onvoorspelbare momenten ☐ Nycturie ☐ Geen besef van blaasvulling ☐ Zich niet bewust zijn van incontinentie

Literatuur
NANDA (North American Nursing Diagnosis Association). *Verpleegkundige diagnoses definities en classificatie 2003-2004.* (4e druk). Bohn Stafleu Van Loghum, Houten. P. 96.
McCloskey, J.C. & Bulechek, G.M. (2002). *Verpleegkundige interventies.* (2e druk) tweede & derde oplage. Elsevier gezondheidszorg, Maarssen. P. 870 & 780.
Moorhead, S., Johnson, M., Maas, M. (2004). *Nursing Outcomes Classification (NOC).* Derde editie. Mosby, St. Louis, Missouri. P. 554.

Doel
Bevorderen van continentie binnen 7 dagen.

Interventies
Zorg bij incontinentie voor urine (NIC: 0610)
dd _____ Geef de zorgvrager informatie over interventies bij volledige urine-incontinentie
dd _____ Stimuleer blaastraining, adviseer de zorgvrager iedere 2 uur naar het toilet te gaan
- Wees alert op voldoende uitplassen van de zorgvrager, eventueel bladderscan
- Bied de zorgvrager praktische ondersteuning/hulpmiddelen bij incontinentie
- Beperk zo nodig de vochtinname 2 à 3 uur voor het slapen gaan

dd _____ Wees alert op de conditie van de huid; indien van toepassing start verpleegkundige diagnose dreigend huiddefect/huiddefect

Bespreekpunt arts
dd _____ Behandeling incontinentie
dd _____ Overleg bijhouden urineproductie

Resultaten

Evalueer tijdens elke dienst
Beoogd resultaat (NOC)_____ Per datum/ontslag:_____
NOC: 0502 Continentie voor urine
Indicator: Incontinentie
0 = Continent
1 = Incontinent

Score/paraaf									
Datum									
Dagdienst									
Avonddienst									
Nachtdienst									

Score/paraaf									
Datum									
Dagdienst									
Avonddienst									
Nachtdienst									

Score/paraaf									
Datum									
Dagdienst									
Avonddienst									
Nachtdienst									

Score/paraaf									
Datum									
Dagdienst									
Avonddienst									
Nachtdienst									

Score/paraaf									
Datum									
Dagdienst									
Avonddienst									
Nachtdienst									

Stopdatum:

Startdatum:

3.6 Zorgvrager heeft urineretentie

Definitie: De toestand waarbij iemand niet in staat is de blaas volledig te legen.

Samenhangende factoren	Symptomen
☐ Prostaatvergroting ☐ Obstructie die de uitscheiding van de urine belemmert ☐ Na verwijdering urinekatheter ☐ Neurologische functiestoornissen waardoor onvermogen tot urineren	☐ Overvulde blaas ☐ Frequent te weinig of niet plassen ☐ Druppelen ☐ Pijn bij of moeilijk kunnen plassen ☐ Overloopincontinentie ☐ Gevoel van volle blaas ☐ Urineresidu >40ml

Literatuur
NANDA (North American Nursing Diagnosis Association). *Verpleegkundige diagnoses definities en classificatie 2003-2004.* (4e druk). Bohn Stafleu Van Loghum, Houten. P. 185.
McCloskey, J.C. & Bulechek, G.M. (2002). *Verpleegkundige interventies.* (2e druk) tweede & derde oplage. Elsevier gezondheidszorg, Maarssen. P. 901 & 797.
Moorhead, S., Johnson, M., Maas, M. (2004). *Nursing Outcomes Classification (NOC).* Derde editie. Mosby, St. Louis, Missouri. P. 656, 556.

Doel
De zorgvrager heeft binnen 8 uur een geledigde blaas en binnen 2 dagen spontane urineproductie.

Interventies
Zorg bij urineretentie (NIC: 0620)
dd _____ Geef de zorgvrager informatie over interventies bij urineretentie
- Observeer het mictiepatroon
- Maak gebruik van de kracht van suggestie (bijvoorbeeld kraan laten lopen)

dd _____ Urineretentie meten met bladderscan

Bespreekpunt arts
dd _____ Catheteriseren
dd _____ Urineproductie
dd _____ Vochtbalans

Resultaten

Evalueer tijdens dag- en avonddienst

Beoogd resultaat (NOC)_____ Per datum/ontslag:_____

NOC: 0503 Uitscheiding via de urine

Indicator: Spontane, volledige uitscheiding van urine, er blijft geen urine achter in de blaas

0 = Volledige, spontane urinelozing

1 = Spontane urinelozing met retentie

2 = Onvermogen spontane urinelozing, urinelozing met behulp van catheter

Score/paraaf										
Datum										
Dagdienst										
Avonddienst										

Score/paraaf										
Datum										
Dagdienst										
Avonddienst										

Score/paraaf										
Datum										
Dagdienst										
Avonddienst										

Score/paraaf										
Datum										
Dagdienst										
Avonddienst										

Score/paraaf										
Datum										
Dagdienst										
Avonddienst										

Score/paraaf										
Datum										
Dagdienst										
Avonddienst										

Score/paraaf										
Datum										
Dagdienst										
Avonddienst										

Stopdatum:

Startdatum:

3.7 Zorgvrager transpireert overmatig

Definitie: De toestand waarin de zorgvrager overmatig transpiratievocht uitscheidt.

Samenhangende factoren	Symptomen
☐ B-symptoom hematologische maligniteit ☐ Medicatie ☐ Koorts of ondertemperatuur ☐ Inspanning bij zwakte ☐ Misselijkheid en/of braken ☐ Pijn ☐ Infecties ☐ Angst ☐ Ontregelde glucose	☐ Overmatige transpiratie ☐ Klamme huid ☐ Jeuk ☐ Dehydratie

Literatuur
www.oncoline.nl, Richtlijn overmatige transpiratie 08-06-2007

Doel
Zorgvrager krijgt benodigde zorg bij overmatige transpiratie.

Interventies
Zorg bij transpiratie
dd _____ Geef informatie over de interventies bij overmatige transpiratie
- Adviseer regelmatig verschonen van kleding
- Dagelijks bed verschonen, indien nodig vaker
- Geef waar nodig hulp bij de persoonlijke verzorging

dd _____ Observeer vochtinname/urine-uitscheiding; wanneer van toepassing start verpleegkundige diagnose vochttekort

dd _____ Maak bij overmatig transpireren door angst of spanning deze gevoelens bespreekbaar; wanneer van toepassing start verpleegkundige diagnose angst/vrees

Bespreekpunt arts
dd _____ Overmatig transpireren
dd _____ Vochtinname

Resultaten

Evalueer tijdens dagdienst

Beoogd resultaat (NOC)_____ Per datum/ontslag:_____

Indicator: Overmatige transpiratie

0 = Geen overmatige transpiratie
1 = Overmatige transpiratie overdag
2 = Overmatige transpiratie 's nachts
3 = Overmatige transpiratie zowel 's nachts als overdag

Score/paraaf									
Datum									
Dagdienst									

Score/paraaf									
Datum									
Dagdienst									

Score/paraaf									
Datum									
Dagdienst									

Score/paraaf									
Datum									
Dagdienst									

Score/paraaf									
Datum									
Dagdienst									

Score/paraaf									
Datum									
Dagdienst									

Score/paraaf									
Datum									
Dagdienst									

Score/paraaf									
Datum									
Dagdienst									

Stopdatum:

Activiteitenpatroon 4

4.1 Vermoeidheid
4.2 Mobiliteitstekort
4.3 Zelfstandigheidstekort in wassen
4.4 Zelfstandigheidstekort in kleden / verzorging
4.5 Zelfstandigheidstekort in eten
4.6 Zelfstandigheidstekort in toiletgang

Startdatum:

4.1 Zorgvrager is vermoeid

Definitie: Allesoverheersend en aanhoudend gevoel van uitputting en verminderd vermogen tot verrichting van lichamelijke of geestelijke activiteiten op het gebruikelijk niveau.

Samenhangende factoren	Symptomen
☐ Anemie (Hb < 6 mmol/l) ☐ Uitputting ten gevolge van ziekte ☐ Lichamelijk ongemak ☐ Slechte nachtrust ☐ Psychische/emotionele overbelasting	☐ Gebrek aan energie of onvermogen om het gebruikelijke niveau van lichamelijke activiteiten te handhaven ☐ Moeheid ☐ Toename lichamelijke klachten ☐ Toenemende behoefte aan rust ☐ Verstoorde concentratie ☐ Emotionele labiliteit of prikkelbaarheid

Literatuur
NANDA (North American Nursing Diagnosis Association). *Verpleegkundige diagnoses definities en classificatie 2003-2004.* (4e druk). Bohn Stafleu Van Loghum, Houten. P. 194.
McCloskey, J.C. & Bulechek, G.M. (2002). *Verpleegkundige interventies.* (2e druk) tweede & derde oplage. Elsevier gezondheidszorg, Maarssen. P. 890 & 552.
Moorhead, S., Johnson, M., Maas, M. (2004). *Nursing Outcomes Classification (NOC).* Derde editie. Mosby, St. Louis, Missouri. P. 266, 267.

Doel
Zorgvrager kan het energieverbruik met of zonder ondersteuning reguleren en heeft hierdoor voldoende energie voor activiteiten.

Interventies
Regulering van de energie (NIC: 0180)

dd _____ Geef de zorgvrager informatie over de interventies bij vermoeidheid
- Adviseer zorgvrager de activiteiten te verdelen over de dag en rustperiodes te nemen
- Moedig lichamelijke activiteiten aan op het energieniveau van de zorgvrager

dd _____ Bewaak/noteer het slaappatroon, let op verstoord dag-nachtritme; wanneer van toepassing start verpleegkundige diagnose verstoord slaappatroon
- Beperk omgevingsprikkels om ontspanning te bevorderen, complementaire zorg toepassen
- Vermijd zorgactiviteiten tijdens rustperiodes en plan samen deze rustperiodes, stel hiervoor eventueel een dagprogramma/activiteitenschema op

dd _____ Geef informatiefolder 'Vermoeidheid bij kanker' (KWF)

Bespreekpunt arts
dd _____ Vermoeidheid
dd _____ Fysiotherapie in consult

Resultaten

Evalueer tijdens dag- en avonddienst

Beoogd resultaat (NOC)_____ Per datum/ontslag:_____

NOC: 0002 Energiebehoud

Indicator: Zorgvrager kan het energieverbruik met ondersteuning reguleren, heeft een balans gevonden in rust en activiteit

0 = Kan zelfstandig energieverbruik reguleren
1 = Kan met hulp energieverbruik reguleren
2 = Onvermogen om balans te vinden tussen rust en activiteit

Score/paraaf									
Datum									
Dagdienst									
Avonddienst									

Score/paraaf									
Datum									
Dagdienst									
Avonddienst									

Score/paraaf									
Datum									
Dagdienst									
Avonddienst									

Score/paraaf									
Datum									
Dagdienst									
Avonddienst									

Score/paraaf									
Datum									
Dagdienst									
Avonddienst									

Score/paraaf									
Datum									
Dagdienst									
Avonddienst									

Score/paraaf									
Datum									
Dagdienst									
Avonddienst									

Stopdatum:

Resultaten

Evalueer tijdens dag- en avonddienst

Beoogd resultaat (NOC)_____ Per datum/ontslag:_____

NOC: 0001 Uithoudingsvermogen

Indicator: Zorgvrager heeft voldoende energie voor activiteiten

0 = Voldoende energie

1 = Beperkte energie

2 = Ernstig beperkte energie

Score/paraaf									
Datum									
Dagdienst									
Avonddienst									

Score/paraaf									
Datum									
Dagdienst									
Avonddienst									

Score/paraaf									
Datum									
Dagdienst									
Avonddienst									

Score/paraaf									
Datum									
Dagdienst									
Avonddienst									

Score/paraaf									
Datum									
Dagdienst									
Avonddienst									

Score/paraaf									
Datum									
Dagdienst									
Avonddienst									

Score/paraaf									
Datum									
Dagdienst									
Avonddienst									

Stopdatum:

Startdatum:

4.2 Zorgvrager heeft mobiliteitstekort

Definitie: Een beperking in het onafhankelijk, doelbewust lichamelijk kunnen bewegen van het lichaam of van een of meer extremiteiten.

Samenhangende factoren	Symptomen
☐ Anemie ☐ Vermoeidheid ☐ Pijn of ongemak ☐ Depressieve stemming of angst ☐ Cognitiestoornis Specificeer _____ ☐ Beperkingen in zintuigelijke waarneming Specificeer _____ ☐ Beperkingen ten gevolge van neurologische stoornis Specificeer _____ ☐ Ziekte	☐ Beperkte bewegingsmogelijkheid ☐ Kortademigheid bij inspanning ☐ Instabiele lichaamshouding bij het uitvoeren van de gebruikelijke activiteiten van het dagelijks leven

Literatuur

NANDA (North American Nursing Diagnosis Association). *Verpleegkundige diagnoses definities en classificatie 2003-2004.* (4e druk). Bohn Stafleu Van Loghum, Houten. P. 119.

McCloskey, J.C. & Bulechek, G.M. (2002). *Verpleegkundige interventies.* (2e druk) tweede & derde oplage. Elsevier gezondheidszorg, Maarssen. P. 881, 464 & 531.

Moorhead, S., Johnson, M., Maas, M. (2004). *Nursing Outcomes Classification (NOC).* Derde editie. Mosby, St. Louis, Missouri. P. 392.

Doel
Zorgvrager wordt gestimuleerd met betrekking tot mobiliseren naar gelang lichamelijke/psychische toestand dit toelaat.

Interventies
Oefentherapie (NIC: 0221)
Positionering (NIC: 0840)
dd _____ Geef de zorgvrager informatie over de interventies bij mobiliteitstekort
dd _____ Ga na wat de beperkingen bij de zorgvrager zijn met betrekking tot mobiliseren
dd _____ Wees alert op drukplekken/huiddefecten; start verpleegkundige diagnose dreigend huiddefect; wanneer huiddefect aanwezig start verpleegkundige diagnose huiddefect
· Stimuleer de zorgvrager zoveel als mogelijk uit bed te komen, pas mobilisatieschema toe
dd _____ Inventariseer noodzaak hulpmiddelen
dd _____ Wanneer mobiliteitstekort veroorzaakt wordt door pijn: start verpleegkundige diagnose acute pijn/chronische pijn

Bespreekpunt arts
dd _____ Activiteitenschema/mobilisatieschema fysiotherapie

Resultaten
Evalueer tijdens dag- en avonddienst
Beoogd resultaat (NOC)_____ Per datum/ontslag:_____
NOC: 0208 Mobiliteit
Indicator: Zorgvrager mobiliseert
0 = Volledig zelfstandig/onafhankelijk
1 = Heeft hulpmiddel/anderen nodig
2 = Volledig afhankelijk van hulpmiddel en anderen, beweegt niet zelfstandig

Score/paraaf									
Datum									
Dagdienst									
Avonddienst									

Score/paraaf									
Datum									
Dagdienst									
Avonddienst									

Score/paraaf									
Datum									
Dagdienst									
Avonddienst									

Score/paraaf									
Datum									
Dagdienst									
Avonddienst									

Score/paraaf									
Datum									
Dagdienst									
Avonddienst									

Score/paraaf									
Datum									
Dagdienst									
Avonddienst									

Score/paraaf									
Datum									
Dagdienst									
Avonddienst									

Score/paraaf									
Datum									
Dagdienst									
Avonddienst									

Score/paraaf									
Datum									
Dagdienst									
Avonddienst									

Stopdatum:

Startdatum:

4.3 Zorgvrager heeft zelfstandigheidstekort in wassen/persoonlijke verzorging

Definitie: Verstoord vermogen om activiteiten op het gebied van zichzelf wassen en/of persoonlijke hygiëne uit te voeren of te voltooien.

Samenhangende factoren	Symptomen
☐ Tekort in activiteitenvermogen, kracht en/of uithoudingsvermogen door zwakte en/of vermoeidheid ☐ Pijn ☐ Waarnemings- of cognitieve stoornissen ☐ Neuromusculaire stoornissen ☐ Beperkingen met betrekking tot spier- en skeletstelsel zoals halfzijdige verlamming ☐ Hevige angst	☐ Onvermogen om het lichaam of delen van het lichaam te wassen ☐ Onvermogen om naar de wasgelegenheid te gaan ☐ Onvermogen om het lichaam af te drogen ☐ De zorgvrager is lichamelijk onverzorgd

Literatuur

NANDA (North American Nursing Diagnosis Association). *Verpleegkundige diagnoses definities en classificatie 2003-2004.* (4e druk). Bohn Stafleu Van Loghum, Houten. P. 227.
McCloskey, J.C. & Bulechek, G.M. (2002). *Verpleegkundige interventies.* (2e druk) tweede & derde oplage. Elsevier gezondheidszorg, Maarssen. P. 918, 919, 152 & 479.
Moorhead, S., Johnson, M., Maas, M. (2004). *Nursing Outcomes Classification (NOC).* Derde editie. Mosby, St. Louis, Missouri. P. 487.

Doel
Zorgvrager wordt gestimuleerd de zorg met betrekking tot wassen/persoonlijke verzorging over te nemen/zelfstandig uit te voeren naar gelang lichamelijke/psychische situatie dit toelaat.

Interventies
Baden/douchen (NIC: 1610)
Ondersteuning bij de persoonlijke zorg: wassen/hygiëne (NIC: 1801)
dd _____ Geef informatie over de interventies bij zelfstandigheidstekort in wassen/persoonlijke verzorging
- Ga na wat de wensen van de zorgvrager zijn met betrekking tot het wassen
- Help de zorgvrager zich te wassen, waarborg privacy
- Inspecteer tijdens het wassen de conditie van de huid
- Wrijf diepe plooien in met talkpoeder
- Help de zorgvrager zo nodig met tanden poetsen/scheren/crèmes smeren
- Controleer, al naar gelang de persoonlijke zorgvermogens van de zorgvrager, of de nagels goed schoon zijn
- Stimuleer de zorgvrager zelf te doen wat hij/zij kan
- Help de zorgvrager tot hij/zij weer in staat is het zelf over te nemen
- Controleer tijdens het wassen de functionele vermogens van de zorgvrager

Resultaten

Evalueer tijdens dagdienst
Beoogd resultaat (NOC)_____ Per datum/ontslag:_____
NOC: 0301 Zelfzorg: Baden
Indicator: Zorgvrager kan zich zelfstandig wassen
0 = Volledig zelfstandig/onafhankelijk
1 = Heeft anderen nodig voor hulp, begeleiding of instructie
2 = Volledig afhankelijk

Score/paraaf									
Datum									
Dagdienst									

Score/paraaf									
Datum									
Dagdienst									

Score/paraaf									
Datum									
Dagdienst									

Score/paraaf									
Datum									
Dagdienst									

Score/paraaf									
Datum									
Dagdienst									

Score/paraaf									
Datum									
Dagdienst									

Score/paraaf									
Datum									
Dagdienst									

Score/paraaf									
Datum									
Dagdienst									

Score/paraaf									
Datum									
Dagdienst									

Stopdatum:

Startdatum:

4.4 Zorgvrager heeft zelfstandigheidstekort in kleden en verzorging

Definitie: Een verstoord vermogen om activiteiten op het gebied van zichzelf kleden en/of te verzorgen uit te voeren of te voltooien.

Samenhangende factoren	Symptomen
☐ Tekort in activiteitenvermogen, krachten/of uithoudingsvermogen door zwakte en vermoeidheid ☐ Pijn ☐ Waarnemings- of cognitieve stoornissen ☐ Neuromusculaire stoornissen ☐ Beperkingen met betrekking tot het spier- en skeletstelsel zoals halfzijdige verlamming ☐ Hevige angst	☐ Onvermogen om kledingstukken aan of uit te doen ☐ Beperkt vermogen om kleding te sluiten ☐ Verminderd vermogen tot adequate uiterlijke verzorging ☐ Onvermogen om schoenen aan te trekken of uit te doen

Literatuur
NANDA (North American Nursing Diagnosis Association). *Verpleegkundige diagnoses definities en classificatie 2003-2004.* (4e druk). Bohn Stafleu Van Loghum, Houten. P. 228.
McCloskey, J.C. & Bulechek, G.M. (2002). *Verpleegkundige interventies.* (2e druk) tweede & derde oplage. Elsevier gezondheidszorg, Maarssen. P. 918, 408 & 477.
Moorhead, S., Johnson, M., Maas, M. (2004). *Nursing Outcomes Classification (NOC).* Derde editie. Mosby, St. Louis, Missouri. P. 488.

Doel
Zorgvrager wordt gestimuleerd de zorg met betrekking tot kleden/verzorging over te nemen/zelfstandig uit te voeren naar gelang lichamelijke/psychische situatie dit toelaat.

Interventies
Helpen met kleden (NIC: 30)
Ondersteuning bij de persoonlijke zorg: kleden/uiterlijke verzorging (NIC: 1802)
dd _____ Geef informatie over de interventies bij zelfstandigheidstekort in kleden en verzorging
- Ga na wat de wensen van de zorgvrager zijn met betrekking tot kleden/verzorging, stimuleer de zorgvrager te doen wat hij zelf kan
- Bespreek met de zorgvrager de mogelijkheden van kleden
- Help de zorgvrager zich aan- en uit te kleden, waarborg privacy
- Stimuleer de zorgvrager zelf te doen wat hij/zij kan
- Help de zorgvrager tot hij/zij weer in staat is het zelf over te nemen
- Controleer tijdens het kleden de functionele vermogens van de zorgvrager

Resultaten

Evalueer tijdens dagdienst
Beoogd resultaat (NOC)_____ Per datum/ontslag:_____
NOC: 0302 Zelfzorg: Kleden
Indicator: Zorgvrager kan zich zelfstandig aan- en uitkleden
0 = Volledig zelfstandig/onafhankelijk
1 = Heeft anderen nodig voor hulp, begeleiding of instructie
2 = Volledig afhankelijk

Score/paraaf									
Datum									
Dagdienst									

Score/paraaf									
Datum									
Dagdienst									

Score/paraaf									
Datum									
Dagdienst									

Score/paraaf									
Datum									
Dagdienst									

Score/paraaf									
Datum									
Dagdienst									

Score/paraaf									
Datum									
Dagdienst									

Score/paraaf									
Datum									
Dagdienst									

Score/paraaf									
Datum									
Dagdienst									

Score/paraaf									
Datum									
Dagdienst									

Stopdatum:

Startdatum:

4.5 Zorgvrager heeft zelfstandigheidstekort in eten

Definitie: Verstoord vermogen om activiteiten met betrekking tot eten uit te voeren of te voltooien.

Samenhangende factoren	Symptomen
☐ Zwakte of vermoeidheid ☐ Hevige angst ☐ Pijn ☐ Waarnemings- of cognitieve stoornissen ☐ Neuromusculaire stoornissen ☐ Stoornissen van het spier- en skeletstelsel ☐ Misselijkheid	☐ Onvermogen om voedsel door te slikken ☐ Onvermogen om bestek te hanteren ☐ Onvermogen om voedsel te kauwen ☐ Onvermogen om voedsel naar de mond te brengen ☐ Onvermogen om een maaltijd volledig te beëindigen ☐ Onvermogen om voedsel op een sociaal acceptabele wijze in te nemen ☐ Onvermogen om een kopje of glas op te pakken

Literatuur

NANDA (North American Nursing Diagnosis Association). *Verpleegkundige diagnoses definities en classificatie 2003-2004.* (4e druk). Bohn Stafleu Van Loghum, Houten. P. 225.

McCloskey, J.C. & Bulechek, G.M. (2002). *Verpleegkundige interventies.* (2e druk) tweede & derde oplage. Elsevier gezondheidszorg, Maarssen. P. 917, 407 & 476.

Moorhead, S., Johnson, M., Maas, M. (2004). *Nursing Outcomes Classification (NOC).* Derde editie. Mosby, St. Louis, Missouri. P. 489.

Doel
Zorgvrager wordt gestimuleerd de zorg met betrekking tot eten over te nemen/zelfstandig uit te voeren naar gelang lichamelijke/psychische situatie dit toelaat.

Interventies
Helpen met eten (NIC: 1050)
Ondersteuning bij de persoonlijke zorg: eten (NIC: 1803)
dd _____ Geef de zorgvrager informatie over de interventies bij zelfstandigheidstekort in eten
dd _____ Informeer de voedingsassistent over het zelfstandigheidstekort in eten
dd _____ Ga na of er hulpmiddelen nodig zijn (bijv. aangepast bestek/rietje)
- Bepaal het niveau van de zorgvrager met betrekking tot eten/drinken
- Help met inname van orale medicatie
- Help de zorgvrager in een comfortabele houding
- Zorg voor handhygiëne bij de zorgvrager voor de maaltijd
- Stimuleer de zorgvrager zelf te doen wat hij kan
- Help de zorgvrager tot hij weer in staat is het zelf over te nemen
- Controleer tijdens het eten de functionele vermogens van de zorgvrager

Bespreekpunt arts
dd _____ Sondevoeding/parenterale voeding

Resultaten

Evalueer tijdens dag- en avonddienst

Beoogd resultaat (NOC)_____ Per datum/ontslag:_____

NOC: 0303 Zelfzorg: Eten

Indicator: Zorgvrager is in staat om te eten

0 = Volledig zelfstandig/onafhankelijk
1 = Heeft anderen nodig voor hulp, begeleiding of instructie
2 = Volledig afhankelijk

Score/paraaf										
Datum										
Dagdienst										
Avonddienst										

Score/paraaf										
Datum										
Dagdienst										
Avonddienst										

Score/paraaf										
Datum										
Dagdienst										
Avonddienst										

Score/paraaf										
Datum										
Dagdienst										
Avonddienst										

Score/paraaf										
Datum										
Dagdienst										
Avonddienst										

Score/paraaf										
Datum										
Dagdienst										
Avonddienst										

Score/paraaf										
Datum										
Dagdienst										
Avonddienst										

Score/paraaf										
Datum										
Dagdienst										
Avonddienst										

Score/paraaf										
Datum										
Dagdienst										
Avonddienst										

Stopdatum:

Startdatum:

4.6 Zorgvrager heeft zelfstandigheidstekort in toiletgang

Definitie: Een verstoord vermogen om activiteiten op het gebied van de eigen toiletgang uit te voeren of te voltooien.

Samenhangende factoren	Symptomen
☐ Tekort in activiteitenvermogen, krachten/of uithoudingsvermogen door zwakte en vermoeidheid ☐ Pijn ☐ Waarnemings- of cognitieve stoornissen ☐ Neuromusculaire stoornissen ☐ Beperkte mobiliteit ☐ Beperkingen met betrekking tot het spier- en skeletstelsel zoals halfzijdige verlamming ☐ Hevige angst	☐ Onvermogen om met kleding om te gaan ☐ Onvermogen om op te staan van het toilet ☐ Niet in staat om gepaste toilethygiëne ten uitvoer te brengen ☐ Niet in staat om naar toilet of postoel te gaan ☐ Niet in staat toilet door te spoelen

Literatuur
NANDA (North American Nursing Diagnosis Association). *Verpleegkundige diagnoses definities en classificatie 2003-2004.* (4e druk). Bohn Stafleu Van Loghum, Houten. P. 230.
McCloskey, J.C. & Bulechek, G.M. (2002). *Verpleegkundige interventies.* (2e druk) tweede & derde oplage. Elsevier gezondheidszorg, Maarssen. P. 918 & 478.
Moorhead, S., Johnson, M., Maas, M. (2004). *Nursing Outcomes Classification (NOC).* Derde editie. Mosby, St. Louis, Missouri. P. 497.

Doel
Zorgvrager wordt gestimuleerd de zorg met betrekking tot toiletgang over te nemen/zelfstandig uit te voeren naar gelang lichamelijke/psychische situatie dit toelaat.

Interventies
Ondersteuning bij de persoonlijke zorg: toiletgang (NIC: 1804)
dd _____ Geef informatie over de interventies bij zelfstandigheidstekort in toiletgang
- Help de zorgvrager op toilet/po(stoel)/met urinaal, waarborg privacy
- Help bij de hygiënische maatregelen na de mictie/defecatie
- Geef de zorgvrager instructies over de routine met betrekking tot de toiletgang
- Stimuleer de zorgvrager zelf te doen wat hij/zij kan
- Help de zorgvrager tot hij weer in staat is het zelf over te nemen

Resultaten

Evalueer tijdens dagdienst
Beoogd resultaat (NOC)_____ Per datum/ontslag:_____
NOC: 0310 Zelfzorg: Toiletgang
Indicator: Zorgvrager kan zelfstandig naar het toilet
0 = Volledig zelfstandig/onafhankelijk
1 = Heeft anderen nodig voor hulp, begeleiding of instructie
2 = Volledig afhankelijk

Score/paraaf									
Datum									
Dagdienst									

Score/paraaf									
Datum									
Dagdienst									

Score/paraaf									
Datum									
Dagdienst									

Score/paraaf									
Datum									
Dagdienst									

Score/paraaf									
Datum									
Dagdienst									

Score/paraaf									
Datum									
Dagdienst									

Score/paraaf									
Datum									
Dagdienst									

Score/paraaf									
Datum									
Dagdienst									

Score/paraaf									
Datum									
Dagdienst									

Stopdatum:

Slaap- en rustpatroon

5.1 Verstoord slaappatroon

Startdatum:

5.1 Zorgvrager heeft een verstoord slaappatroon

Definitie: Een voor de zorgvrager verstoring van de 'normale' hoeveelheid slaap.

Samenhangende factoren	Symptomen
☐ Peinzen en piekeren tijdens de voorslaap ☐ Vrees/angst ☐ Vermoeidheid ☐ Verandering van omgeving of gewoonten ☐ 24-uursbehandeling ☐ Omdraaien dag/nachtritme ☐ Pijn ☐ Depressie	☐ Inslapen duurt langer dan 3 minuten ☐ Onvermogen om door te slapen ☐ Verbale klachten over onuitgerust gevoel ☐ Meer dan 3 keer per nacht wakker worden ☐ Verminderd vermogen tot functioneren

Literatuur

NANDA (North American Nursing Diagnosis Association). *Verpleegkundige diagnoses definities en classificatie 2003-2004.* (4e druk). Bohn Stafleu Van Loghum, Houten. P. 162.
McCloskey, J.C. & Bulechek, G.M. (2002). *Verpleegkundige interventies.* (2e druk) tweede & derde oplage. Elsevier gezondheidszorg, Maarssen. P. 898 & 230.
Moorhead, S., Johnson, M., Maas, M. (2004). *Nursing Outcomes Classification (NOC).* Derde editie. Mosby, St. Louis, Missouri. P. 514.

Doel

De zorgvrager zegt binnen 2 dagen een voor hem verbeterd slaappatroon te hebben.

Interventies

Bevordering van de slaap (NIC: 1850)

dd _____ Geef de zorgvrager informatie over de interventies bij een verstoord slaappatroon

dd _____ Vraag bij de zorgvrager na wat zijn normale slaap/waakritme is

- Moedig de zorgvrager aan overdag activiteiten te ondernemen en niet te veel te slapen

dd _____ Ga na wat de oorzaak kan zijn van de verstoring van het slaap/waakritme

- Pas de omgeving aan om de slaap te bevorderen
- Pas complementaire zorg toe wanneer de zorgvrager hier behoefte aan heeft
- Zorg voor structuur door middel van een dagprogramma

Bespreekpunt arts:

dd _____ Slaapmedicatie/rustgevende medicatie

Resultaten

Evalueer tijdens nachtdienst
Beoogd resultaat (NOC)_____ Per datum/ontslag:_____
NOC: 0004 Slaap
Indicator: Slaappatroon
0 = Normaal dag/nachtritme
1 = 's Nachts veel wakker (> 2 uur), overdag moe
2 = Omgedraaid dag/nachtritme

Score/paraaf									
Datum									
Nachtdienst									

Score/paraaf									
Datum									
Nachtdienst									

Score/paraaf									
Datum									
Nachtdienst									

Score/paraaf									
Datum									
Nachtdienst									

Score/paraaf									
Datum									
Nachtdienst									

Score/paraaf									
Datum									
Nachtdienst									

Score/paraaf									
Datum									
Nachtdienst									

Score/paraaf									
Datum									
Nachtdienst									

Score/paraaf									
Datum									
Nachtdienst									

Stopdatum:

Resultaten

Evalueer tijdens nachtdienst

Beoogd resultaat (NOC)_____ Per datum/ontslag:_____

NOC: 0004 Slaap

Indicator: Zorgvrager is uitgerust na het slapen

0 = Uitgerust

1 = Niet uitgerust

Score/paraaf										
Datum										
Nachtdienst										

Score/paraaf										
Datum										
Nachtdienst										

Score/paraaf										
Datum										
Nachtdienst										

Score/paraaf										
Datum										
Nachtdienst										

Score/paraaf										
Datum										
Nachtdienst										

Score/paraaf										
Datum										
Nachtdienst										

Score/paraaf										
Datum										
Nachtdienst										

Score/paraaf										
Datum										
Nachtdienst										

Score/paraaf										
Datum										
Nachtdienst										

Stopdatum:

6 Cognitie- en waarnemingspatroon

6.1 Acute pijn
6.2 Chronische pijn
6.3 Acute verwardheid
6.4 Kennistekort
6.5 Gewijzigde zintuiglijke waarneming

Startdatum:

6.1 Zorgvrager heeft acute pijn _____ **(specificeer)**

Definitie: Een onaangename zintuiglijke en emotionele gewaarwording als gevolg van een feitelijke of dreigende weefselbeschadiging; een plotselinge of langzame aanval van welke intensiteit dan ook, van mild tot ernstig met een verwacht of voorspelbaar einde en een duur van minder dan zes maanden.

Samenhangende factoren	Symptomen
☐ Ziekte	☐ Verbale uiting van pijn
☐ Ontsteking	☐ Non-verbale uiting van pijn
☐ Fracturen	☐ Gefocust op zichzelf
☐ Diagnostische ingrepen	☐ Verandering in eetlust en eten
☐ Orale mucositis	☐ Prikkelbaar
☐ Spanning/stress	☐ Verandering in slaappatroon

Literatuur

NANDA (North American Nursing Diagnosis Association). *Verpleegkundige diagnoses definities en classificatie 2003-2004.* (4e druk). Bohn Stafleu Van Loghum, Houten. P. 146.
McCloskey, J.C. & Bulechek, G.M. (2002). *Verpleegkundige interventies.* (2e druk) tweede & derde oplage. Elsevier gezondheidszorg, Maarssen. P. 892 & 529.
Moorhead, S., Johnson, M., Maas, M. (2004). *Nursing Outcomes Classification (NOC).* Derde editie. Mosby, St. Louis, Missouri. P. 623, 421

Doel
Verlichten van de pijn tot een voor de zorgvrager aanvaardbaar niveau.
Wanneer pijnscore ≥ 3 start pijnbehandeling; de zorgvrager geeft binnen 8 uur aan dat de pijn tot een voor hem aanvaardbaar niveau is gedaald.

Interventies
Pijnbestrijding (NIC: 1400)
dd _____ Geef de zorgvrager informatie over de interventies bij acute pijn
dd _____ Inventariseer locatie en intensiteit van de pijn
- Neem pijnscore af, evalueer effect pijnmedicatie
- Ga na in hoeverre de psychologische/sociale achtergrond van invloed is op de pijnbeleving
- Zorg ervoor dat voor pijnlijke procedures pijnmedicatie wordt gegeven
- Pas complementaire zorg toe (koude/warmte, ontspanning, muziek)

Bespreekpunt arts
dd _____ Pijnmedicatie/eventueel inschakelen pijnteam
- Pijnscore

Resultaten

Evalueer tijdens dag- en avonddienst
Beoogd resultaat (NOC) _____ Per datum/ontslag: _____
Indicator: NRS (numeric rating scale)
0 (Geen pijn) – 10 (Ergst denkbare pijn)

Score/paraaf										
Datum										
Dagdienst (ochtend)										
Dagdienst (middag)										
Avonddienst										

Score/paraaf										
Datum										
Dagdienst (ochtend)										
Dagdienst (middag)										
Avonddienst										

Score/paraaf										
Datum										
Dagdienst (ochtend)										
Dagdienst (middag)										
Avonddienst										

Score/paraaf										
Datum										
Dagdienst (ochtend)										
Dagdienst (middag)										
Avonddienst										

Score/paraaf										
Datum										
Dagdienst (ochtend)										
Dagdienst (middag)										
Avonddienst										

Stopdatum:

Resultaten

Evalueer tijdens dag- en avonddienst
Beoogd resultaat (NOC)_____ Per datum/ontslag:_____
NOC: 2102 Pijnniveau
Indicator: Zorgvrager geeft non-verbale uitingen van pijn
Deze indicator is van toepassing wanneer zorgvrager zelf geen pijncijfer kan geven
0 = Geen non-verbale uitingen van pijn
1 = Non-verbale uitingen van pijn

Score/paraaf									
Datum									
Dagdienst (ochtend)									
Dagdienst (middag)									
Avonddienst									

Score/paraaf									
Datum									
Dagdienst (ochtend)									
Dagdienst (middag)									
Avonddienst									

Score/paraaf									
Datum									
Dagdienst (ochtend)									
Dagdienst (middag)									
Avonddienst									

Score/paraaf									
Datum									
Dagdienst (ochtend)									
Dagdienst (middag)									
Avonddienst									

Stopdatum:

Startdatum:

6.2 Zorgvrager heeft chronische pijn _____ (specificeer)

Definitie: Een onaangename zintuiglijke en emotionele gewaarwording als gevolg van een feitelijke of dreigende weefselbeschadiging; een plotselinge of langzame aanval van welke intensiteit dan ook, van mild tot ernstig zonder een verwacht of voorspelbaar einde en een duur van langer dan zes maanden.

Samenhangende factoren	Symptomen
☐ Chronische fysieke en/of psychosociale handicap of aandoening	☐ Verbale uiting van pijn ☐ Non-verbale uiting van pijn ☐ Gefocust op zichzelf ☐ Verandering in eetlust en eten ☐ Prikkelbaar ☐ Verandering in slaappatroon

Literatuur

NANDA (North American Nursing Diagnosis Association). *Verpleegkundige diagnoses definities en classificatie 2003-2004.* (4e druk). Bohn Stafleu Van Loghum, Houten. P. 148.
McCloskey, J.C. & Bulechek, G.M. (2002). *Verpleegkundige interventies.* (2e druk) tweede & derde oplage. Elsevier gezondheidszorg, Maarssen. P. 893 & 529.
Moorhead, S., Johnson, M., Maas, M. (2004). *Nursing Outcomes Classification (NOC).* Derde editie. Mosby, St. Louis, Missouri. P. 624, 421.

Doel
Verlichten van de pijn tot een voor de zorgvrager aanvaardbaar niveau. Voortzetting pijnbehandeling of wanneer pijnscore ≥3 start pijnbehandeling; de zorgvrager geeft binnen 8 uur aan dat de pijn tot een voor hem aanvaardbaar niveau is gedaald.

Interventies
Pijnbestrijding (NIC: 1400)
dd _____ Geef de zorgvrager informatie over de interventies bij chronische pijn
dd _____ Inventariseer locatie en intensiteit van de pijn
- Neem pijnscore af, evalueer effect pijnmedicatie
- Ga na in hoeverre de psychologische/sociale achtergrond van invloed is op de pijnbeleving
- Zorg ervoor dat voor pijnlijke procedures pijnmedicatie wordt gegeven
- Pas complementaire zorg toe (koude/warmte, ontspanning, muziek)

Bespreekpunt arts
dd _____ Pijnmedicatie/eventueel inschakelen pijnteam
- Pijnscore

Resultaten

Evalueer tijdens dag- en avonddienst
Beoogd resultaat (NOC)_____ Per datum/ontslag:_____
Indicator: NRS (numeric rating scale)
0 (Geen pijn) – 10 (Ergst denkbare pijn)

Score/paraaf										
Datum										
Dagdienst (ochtend)										
Dagdienst (middag)										
Avonddienst										

Score/paraaf										
Datum										
Dagdienst (ochtend)										
Dagdienst (middag)										
Avonddienst										

Score/paraaf										
Datum										
Dagdienst (ochtend)										
Dagdienst (middag)										
Avonddienst										

Score/paraaf										
Datum										
Dagdienst (ochtend)										
Dagdienst (middag)										
Avonddienst										

Score/paraaf										
Datum										
Dagdienst (ochtend)										
Dagdienst (middag)										
Avonddienst										

Stopdatum:

Resultaten

Evalueer tijdens dag- en avonddienst
Beoogd resultaat (NOC)_____ Per datum/ontslag:_____
NOC: 2102 Pijnniveau
Indicator: Zorgvrager geeft non-verbale uitingen van pijn
Deze indicator is van toepassing wanneer zorgvrager zelf geen pijncijfer kan geven
0 = Geen non-verbale uitingen van pijn
1 = Non-verbale uitingen van pijn

Score/paraaf									
Datum									
Dagdienst (ochtend)									
Dagdienst (middag)									
Avonddienst									

Score/paraaf									
Datum									
Dagdienst (ochtend)									
Dagdienst (middag)									
Avonddienst									

Score/paraaf									
Datum									
Dagdienst (ochtend)									
Dagdienst (middag)									
Avonddienst									

Score/paraaf									
Datum									
Dagdienst (ochtend)									
Dagdienst (middag)									
Avonddienst									

Stopdatum:

Startdatum:

6.3 Zorgvrager heeft acute verwardheid

Definitie: Plotseling optredend cluster van algemene, kortstondige veranderingen en verstoringen in de aandacht, de cognitie, het psychomotorische activiteitenniveau van het bewustzijn en/of de slaap-waakcyclus.

Samenhangende factoren	Symptomen
☐ Delirium ☐ Bijwerkingen van medicatie ☐ Koorts ☐ Lokalisatie tumor in hersenen	☐ Schommelingen in cognitie ☐ Verhoogde agitatie of rusteloosheid ☐ Schommelingen in bewustzijnsniveau ☐ Schommelingen in slaap-waakritme ☐ Hallucinaties

Literatuur

NANDA (North American Nursing Diagnosis Association). *Verpleegkundige diagnoses definities en classificatie 2003-2004.* (4e druk). Bohn Stafleu Van Loghum, Houten. P. 199.

McCloskey, J.C. & Bulechek, G.M. *Verpleegkundige interventies.* 1e druk tweede oplage. Elsevier/De Tijdstroom, Maarssen 1998. P. 904, 765, 657.

Schuurmans M.J. (2001). Delirium Observatie Screening (DOS) Schaal. UMC Utrecht.

Doel
Er wordt voor de zorgvrager een veilige en therapeutische omgeving gecreëerd.

Interventies
Zorg bij een delirium (NIC: 6440)
Valpreventie (NIC: 6490)
dd _____ Geef de zorgvrager/familie informatie over de interventies bij acute verwardheid
dd _____ Geef de zorgvrager/familie informatiefolder over delier
dd _____ Ga na wat de oorzaak is van het delirium
· Scoor elke dienst de Delirium Observatie Schaal (DOS)
dd _____ Bespreek in overleg met zorgvrager/familie tijdens psychosociaal overleg
· Maak de zorgvrager duidelijk dat u zijn gevoelens en angsten onderkent
· Waarborg een veilige omgeving
· Zorg voor een dagelijkse zorgroutine
· Maak gebruik van omgevingssignalen (bordjes, klok, kalender) om het geheugen te stimuleren, de oriëntatie te verbeteren
· Benader de zorgvrager rustig en van de voorzijde/spreek de zorgvrager aan bij zijn naam om zijn aandacht te trekken
· Maak zo nodig bij elk nieuw contact duidelijk wie u bent
· Praat in eenvoudige, directe, beschrijvende termen
· Geef nieuwe informatie langzaam en in kleine gedeelten
dd _____ Wees alert op gevaar voor valincident; start wanneer van toepassing verpleegkundige diagnose gevaar voor valincident met letsel
dd _____ Wanneer van toepassing start verpleegkundige diagnose angst/vrees

Bespreekpunt arts
dd _____ Rustgevende medicatie om angst of agitatie tegen te gaan
dd _____ Psychiatrisch verpleegkundige/psychiater in consult
dd _____ Procedure beschermende maatregelen: registratieformulier invullen volgens protocol

Resultaten

Evalueer DOS tijdens elke dienst + nachtdienst: DOS eindscore = totaalscore deze dag /3

Beoogd resultaat (NOC)_____ Per datum/ontslag:_____

Indicator: Delirium Observatie Screening (DOS) Schaal

< 3 punten (geen delier)

≥ 3 punten (waarschijnlijk delier)

Score/paraaf										
Datum										
Dagdienst										
Avonddienst										
Nachtdienst										

Score/paraaf										
Datum										
Dagdienst										
Avonddienst										
Nachtdienst										

Score/paraaf										
Datum										
Dagdienst										
Avonddienst										
Nachtdienst										

Score/paraaf										
Datum										
Dagdienst										
Avonddienst										
Nachtdienst										

Score/paraaf										
Datum										
Dagdienst										
Avonddienst										
Nachtdienst										

Score/paraaf										
Datum										
Dagdienst										
Avonddienst										
Nachtdienst										

Stopdatum:

Startdatum:

6.4 Zorgvrager heeft kennistekort met betrekking tot _____ (specificeer)

Definitie: Afwezigheid of deficiëntie van cognitieve informatie gerelateerd aan een specifiek onderwerp.

Samenhangende factoren	Symptomen
☐ Cognitieve beperking Specificeer _____ ☐ Verkeerde uitleg van informatie ☐ Gebrekkig geïnformeerd zijn ☐ Gebrek aan interesse ☐ Beperking in het weer kunnen oproepen van informatie (verminderde concentratie)	☐ Zorgvrager verwoordt kennistekort ☐ Onnauwkeurige verwerking van instructie ☐ Niet kunnen omschrijven wat ziekte/behandeling inhoudt ☐ Onzekerheid over verkregen informatie

Literatuur
NANDA (North American Nursing Diagnosis Association). *Verpleegkundige diagnoses definities en classificatie 2003-2004.* (4e druk). Bohn Stafleu Van Loghum, Houten. P. 100.
McCloskey, J.C. & Bulechek, G.M. *Verpleegkundige interventies.* 1e druk tweede oplage. Elsevier/De Tijdstroom, Maarssen 1998. P. 875, 704.

Doel
Zorgvrager heeft binnen drie dagen voldoende kennis met betrekking tot
_____ (specificeer).

Interventies
Voorlichting: patiënt (NIC: 5606)

dd _____ Geef de zorgvrager informatie over de interventies bij kennistekort
- Beoordeel de huidige kennis en het inzicht van de zorgvrager
- Ga na in hoeverre de zorgvrager gemotiveerd is bepaalde informatie te ontvangen

dd _____ Selecteer geschikt voorlichtingsmateriaal (dvd Leukemie, zorggids, folders enz.)

dd _____ Schrijf zo nodig informatie op voor de zorgvrager met betrekking tot het kennistekort
- Geef de zorgvrager indien nodig aangepaste instructies en aanvullende informatie over de behandeling
- Corrigeer eventuele misverstanden
- Geef de zorgvrager de gelegenheid vragen te stellen en zorgen te bespreken
- Stem de inhoud van de voorlichting af op de persoonlijke omstandigheden van de zorgvrager

Bespreekpunt arts
dd _____ Kennistekort met betrekking tot ziekte/behandeling

Resultaten

Evalueer tijdens dagdienst
Beoogd resultaat (NOC)_____ Per datum/ontslag:_____
Indicator: Zorgvrager heeft kennis met betrekking tot _____ (specificeer)

0 = Goed
1 = Matig
2 = Geen

Score/paraaf									
Datum									
Dagdienst									

Score/paraaf									
Datum									
Dagdienst									

Score/paraaf									
Datum									
Dagdienst									

Score/paraaf									
Datum									
Dagdienst									

Score/paraaf									
Datum									
Dagdienst									

Score/paraaf									
Datum									
Dagdienst									

Score/paraaf									
Datum									
Dagdienst									

Score/paraaf									
Datum									
Dagdienst									

Score/paraaf									
Datum									
Dagdienst									

Stopdatum:

Startdatum:

6.5 Zorgvrager heeft een gewijzigde zintuiglijke waarneming van _____ (specificeer: zicht, gehoor, smaak, tast, reuk)

Definitie: Een toestand waarin iemand een verandering ervaart in de hoeveelheid of in de patronen van binnenkomende stimuli, gepaard gaande met een verminderde, overdreven, vertekende of verstoorde reactie op deze stimuli.

Samenhangende factoren	Symptomen
☐ Smaakveranderingen ten gevolge van medicatie	☐ Slechte concentratie
☐ Smaakveranderingen ten gevolge van orale mucositis	☐ Gehoorvertekening/-vermindering
	☐ Rusteloosheid
☐ Verandering in tastzintuig ten gevolge van medicatie	☐ Prikkelbaarheid
	☐ Desoriëntatie in tijd, plaats of persoon
☐ Verandering in visualisatie ten gevolge van medicatie	☐ Visuele vertekeningen /veranderingen
	☐ Verminderd/veranderd tastzintuig
☐ Visuele hallucinaties ten gevolge van medicatie	☐ Verminderde smaak/eetlust
☐ Verandering in tastzintuig ten gevolge van medicatie/neurologische aandoeningen	
☐ Stofwisselingsstoornis (elektrolyten en vochtbalans)	

Literatuur

NANDA (North American Nursing Diagnosis Association). *Verpleegkundige diagnoses definities en classificatie 2003-2004*. (4e druk). Bohn Stafleu Van Loghum, Houten. P. 235.
McCloskey, J.C. & Bulechek, G.M. *Verpleegkundige interventies*. 1e druk tweede oplage. Elsevier/De Tijdstroom, Maarssen 1998. Pagina 207, 209, 690, 773.
Moorhead, S., Johnson, M., Maas, M. (2004). *Nursing Outcomes Classification (NOC)*. Derde editie. Mosby, St. Louis, Missouri. P. 501.

Doel
De zorgvrager ondervindt zo min mogelijk hinder van de gewijzigde zintuiglijke waarneming van _____ (specifeer) en wordt hierin indien nodig ondersteund.

Interventies
Bevordering van de communicatie: visuele beperking (NIC: 4978)
- dd _____ Geef de zorgvrager informatie over de interventies bij gewijzigde zintuigelijke waarneming
- dd _____ Ga na hoe de zorgvrager reageert op het gewijzigde gezichtsvermogen, droge ogen
- dd _____ Adviseer bij overgevoeligheid van licht een zonnebril te dragen en het licht in de kamer te dimmen
- dd _____ Stel de zorgvrager gerust bij hallucinaties door de realiteit te benoemen

Bevordering van de communicatie: gehoorbeperking (NIC: 4974)
- dd _____ Ga na hoe de zorgvrager reageert op het gewijzigde gehoorvermogen
- · Houd instructies eenvoudig; geef niet te veel informatie ineens
- · Spreek duidelijk
- dd _____ Controleer of de informatie is overgekomen

Zorg bij sensibiliteitsstoornis (NIC: 2660)
- dd _____ Ga na hoe de zorgvrager reageert op het gewijzigde tastzintuig
- dd _____ Controleer op doof gevoel/tintelingen in extremiteiten
- dd _____ Plaats indien nodig een dekenboog over het aangedane lichaamsdeel
- dd _____ Help indien nodig bij het openen van medicatieverpakkingen

Voedingsbeleid (NIC: 1100)
- dd _____ Ga na hoe de zorgvrager reageert op gewijzigde smaak en reuk
- dd _____ Informeer de voedingsassistente over de verandering in smaak van de zorgvrager
- dd _____ Bij onvoldoende voedingsinname start verpleegkundige diagnose voedingstekort

Bespreekpunt arts
- dd _____ Gewijzigde zintuiglijke waarneming
- dd _____ Oogdruppels/kunstspeeksel
- dd _____ Medicatie aanpassen bij veel bijwerkingen
- dd _____ Consult KNO/oogarts/neuroloog
- dd _____ Consult diëtiste

Resultaten

Evalueer dagelijks tijdens dagdienst
Beoogd resultaat (NOC)_____ Per datum/ontslag:_____
NOC: 2405 Status zintuiglijke waarneming
Indicator: Functioneren lichamelijke sensoren _____ (specificeer: zicht, gehoor, smaak, tast, reuk)

0 = Goed
1 = Matig
2 = Slecht

Score/paraaf									
Datum									
Dagdienst									

Score/paraaf									
Datum									
Dagdienst									

Score/paraaf									
Datum									
Dagdienst									

Score/paraaf									
Datum									
Dagdienst									

Score/paraaf									
Datum									
Dagdienst									

Score/paraaf									
Datum									
Dagdienst									

Score/paraaf									
Datum									
Dagdienst									

Score/paraaf									
Datum									
Dagdienst									

Score/paraaf									
Datum									
Dagdienst									

Stopdatum:

Resultaten
Evalueer dagelijks tijdens dagdienst
Beoogd resultaat (NOC)_____ Per datum/ontslag:_____
Indicator: Visuele hallucinaties
0 = Afwezig
1 = Aanwezig

Score/paraaf										
Datum										
Dagdienst										

Score/paraaf										
Datum										
Dagdienst										

Score/paraaf										
Datum										
Dagdienst										

Score/paraaf										
Datum										
Dagdienst										

Score/paraaf										
Datum										
Dagdienst										

Score/paraaf										
Datum										
Dagdienst										

Score/paraaf										
Datum										
Dagdienst										

Score/paraaf										
Datum										
Dagdienst										

Score/paraaf										
Datum										
Dagdienst										

Stopdatum:

Zelfbelevingspatroon 7

7.1 Angst en Vrees
7.2 Moedeloosheid
7.3 Machteloosheid
7.4 Verstoord lichaamsbeeld
7.5 Reactieve geringe zelfachting

Startdatum:

7.1 Zorgvrager heeft angst/vrees met betrekking tot _____ (specificeer)

Definitie angst: Een vaag onbehaaglijk gevoel van ongemak dat gepaard gaat met een autonome reactie en waarvan de bron vaak niet specifiek is of onbekend voor de betrokken persoon.

Definitie vrees: Reactie op een waargenomen bedreiging die bewust als een gevaar herkend wordt.

Samenhangende factoren	Symptomen
Angst	Cognitief/gedrag
☐ Bedreiging van of verandering in gezondheidstoestand	☐ Onderzoekend en waakzaam
☐ Dreiging van de dood	☐ Rusteloosheid
☐ Bedreiging van of een verandering van rol en/of status	☐ Slaapstoornis
☐ Bedreiging van het zelfbeeld	☐ Verwoordt zorgen als gevolg van een verandering in levensgebeurtenissen
☐ Stress	☐ Verwarring
☐ Bedreiging van of verandering in de omgeving	☐ Vergeetachtig
☐ Bedreiging van of verandering in financiële status	☐ Vrees voor niet-specifieke gevolgen
	☐ Tendens om anderen de schuld te geven
	☐ Concentratieproblemen
Vrees	Fysiek
☐ Gebrek aan kennis van ziekte/behandeling	☐ Tremor handen
☐ Verlies van controle over eigen situatie en onvoorspelbaar beloop ziekenhuisopname/behandeling	☐ Versnelde hartslag
	☐ Pupilverwijding
	☐ Toegenomen transpiratie
☐ Verlies fysieke ondersteuning/cognitie/lichaamsfuncties	☐ Spanning in het gezicht
	☐ Droge mond
☐ Claustrofobie	☐ Misselijkheid
	☐ Hartbonzen

Literatuur

NANDA (North American Nursing Diagnosis Association). *Verpleegkundige diagnoses definities en classificatie 2003-2004.* (4e druk). Bohn Stafleu Van Loghum, Houten. P. 12, 211.

McCloskey, J.C. & Bulechek, G.M. (2002). *Verpleegkundige interventies.* (2e druk) tweede & derde oplage. Elsevier gezondheidszorg, Maarssen. P. 910, 837 & 145.

Moorhead, S., Johnson, M., Maas, M. (2004). *Nursing Outcomes Classification (NOC).* Derde editie. Mosby, St. Louis, Missouri. P. 150, 291.

Doel
Binnen 3 dagen onderkent de zorgvrager dat hij angst heeft. Binnen 7 dagen worden gevoelens van onrust, angst, onheil of onbehaaglijkheid die verband houden met een specifieke of niet-specifieke bron van verwacht gevaar beperkt.

Interventies
Angstreductie (NIC: 5820)
- dd _____ Geef de zorgvrager informatie over de interventies bij angst/vrees
  - Neem een kalme geruststellende houding aan
  - Geef uitleg bij alle procedures wanneer dit angst/vrees vermindert
  - Moedig de zorgvrager zo nodig aan tot niet-prestatiegerichte activiteiten
  - Bekrachtig indien van toepassing het gedrag van de zorgvrager
  - Moedig de zorgvrager aan zijn gevoelens, ervaringen en angsten te uiten
  - Moedig de zorgvrager aan activiteiten uit te voeren die afleiden
- dd _____ Help de zorgvrager na te gaan in welke situatie hij angstig wordt
  - Stem prikkels af op de behoefte van de zorgvrager
- dd _____ Ga na of er wijzigingen zijn in het slaappatroon; wanneer van toepassing start verpleegkundige diagnose verstoord slaappatroon

Bespreekpunt arts
- dd _____ Wanneer angst/vrees door onjuiste informatie gesprek plannen
- dd _____ Rustgevende medicatie

Resultaten

Evalueer tijdens dagdienst
Beoogd resultaat (NOC)_____ Per datum/ontslag:_____
NOC: 1404 Vreesbeheersing/1402 Angstbeheersing
Indicator: Zorgvrager past copingtechnieken toe om angst te beperken
0 = Consistent
1 = Soms
2 = Nooit

Score/paraaf									
Datum									
Dagdienst									

Score/paraaf									
Datum									
Dagdienst									

Score/paraaf									
Datum									
Dagdienst									

Score/paraaf									
Datum									
Dagdienst									

Score/paraaf									
Datum									
Dagdienst									

Score/paraaf									
Datum									
Dagdienst									

Score/paraaf									
Datum									
Dagdienst									

Score/paraaf									
Datum									
Dagdienst									

Score/paraaf									
Datum									
Dagdienst									

Stopdatum:

Resultaten

Evalueer tijdens elke dienst

Beoogd resultaat (NOC)_____ Per datum/ontslag:_____

NOC: 1404 Vreesbeheersing/1402 Angstbeheersing

Indicator: Angstniveau

0 = Geen angst/vrees

1 = Matig angst/vrees

2 = Vaak angst/vrees

Score/paraaf										
Datum										
Dagdienst										
Avonddienst										
Nachtdienst										

Score/paraaf										
Datum										
Dagdienst										
Avonddienst										
Nachtdienst										

Score/paraaf										
Datum										
Dagdienst										
Avonddienst										
Nachtdienst										

Score/paraaf										
Datum										
Dagdienst										
Avonddienst										
Nachtdienst										

Score/paraaf										
Datum										
Dagdienst										
Avonddienst										
Nachtdienst										

Score/paraaf										
Datum										
Dagdienst										
Avonddienst										
Nachtdienst										

Stopdatum:

Startdatum:

7.2 Zorgvrager is moedeloos

Definitie: Een subjectieve toestand waarin iemand nauwelijks of geen alternatieven ervaart of persoonlijke keuzen voorhanden heeft en niet in staat is om zich ten behoeve van zichzelf in te spannen.

Samenhangende factoren	Symptomen
☐ Langdurige beperking van activiteit door isolatie ☐ Heeft het geloof in overstijgende waarde en/of God verloren ☐ Tekortschietende of achteruitgaande fysiologische conditie ☐ Langdurige stress, depressieve klachten ☐ Afvragen wat de zingeving van het lijden is	☐ Verbale aanwijzingen van moedeloosheid ☐ Afgenomen affect ☐ Passiviteit, verminderd vermogen om zich verbaal uit te drukken ☐ Gesloten ogen ☐ Verminderde eetlust ☐ Verminderde reactie op stimuli ☐ Toegenomen/afgenomen slaap ☐ Gebrek aan initiatief ☐ Gebrek aan betrokkenheid bij de zorg en/of laat passief zorg over zich heen komen ☐ Vermijding oogcontact ☐ Schouderophalen als reactie op aanspreken ☐ Zuchten/verdriet tonen

Literatuur

NANDA (North American Nursing Diagnosis Association). *Verpleegkundige diagnoses definities en classificatie 2003-2004.* (4e druk). Bohn Stafleu Van Loghum, Houten. P. 122.
McCloskey, J.C. & Bulechek, G.M. (2002). *Verpleegkundige interventies.* (2e druk) tweede & derde oplage. Elsevier gezondheidszorg, Maarssen. P. 882 & 413.
Moorhead, S., Johnson, M., Maas, M. (2004). *Nursing Outcomes Classification (NOC).* Derde editie. Mosby, St. Louis, Missouri. P. 254, 313.

Doel
De zorgvrager uit zich binnen 7 dagen minder moedeloos, krijgt een positievere kijk op de situatie. De zorgvrager geeft gedurende de opname aan keuzes te kunnen maken in het belang van zijn eigen welbevinden.

Interventies
Hoop bieden (NIC: 5310)

dd _____ Geef de zorgvrager informatie over de interventies bij moedeloosheid
- Help de zorgvrager zijn copingmechanismen uit te breiden
- Leer de zorgvrager hoe hij de werkelijkheid onder ogen kan zien door de situatie te inventariseren en plannen te maken
- Verbloem de waarheid niet

dd _____ Help de zorgvrager gevoelens van angst, boosheid of verdriet te uiten; wanneer van toepassing start verpleegkundige diagnose angst/vrees
- Betrek de zorgvrager bij de zorg
- Ondersteun de zorgvrager tijdens de verschillende fasen van het rouwproces (ontkenning, boosheid, onderhandeling en acceptatie)

dd _____ Wanneer verstoord slaappatroon: start verpleegkundige diagnose verstoord slaappatroon

dd _____ Bied psychosociale ondersteuning aan in de vorm van medisch maatschappelijk werk/geestelijke verzorging

Bespreekpunt arts
dd _____ Bespreek moedeloosheid zorgvrager

Resultaten
Evalueer tijdens dagdienst
Beoogd resultaat (NOC)_____ Per datum/ontslag:_____
NOC: 1201 Hoop
Indicator: Zorgvrager geeft aan zicht te hebben op een verbeterde situatie, ervaart meer gevoel van controle over de situatie, toenemend vertrouwen

0 = Constant
1 = Soms
2 = Geen positieve verandering in situatie

Score/paraaf									
Datum									
Dagdienst									

Score/paraaf									
Datum									
Dagdienst									

Score/paraaf									
Datum									
Dagdienst									

Score/paraaf									
Datum									
Dagdienst									

Score/paraaf									
Datum									
Dagdienst									

Score/paraaf									
Datum									
Dagdienst									

Score/paraaf									
Datum									
Dagdienst									

Score/paraaf									
Datum									
Dagdienst									

Score/paraaf									
Datum									
Dagdienst									

Stopdatum:

Resultaten
Evalueer tijdens dagdienst
Beoogd resultaat (NOC)_____ Per datum/ontslag:_____
NOC: 1409 Depressie zelfcontrole
Indicator: Zorgvrager onderneemt actie om interesse in het leven op te bouwen, neemt actief deel aan voorgestelde acties om coping te verstevigen

0 = Onderneemt zelfstandig actie
1 = Onderneemt actie met behulp van ondersteuning
2 = Onderneemt geen actie

Score/paraaf									
Datum									
Dagdienst									

Score/paraaf									
Datum									
Dagdienst									

Score/paraaf									
Datum									
Dagdienst									

Score/paraaf									
Datum									
Dagdienst									

Score/paraaf									
Datum									
Dagdienst									

Score/paraaf									
Datum									
Dagdienst									

Score/paraaf									
Datum									
Dagdienst									

Score/paraaf									
Datum									
Dagdienst									

Score/paraaf									
Datum									
Dagdienst									

Stopdatum:

Startdatum:

7.3 Zorgvrager is machteloos

Definitie: Idee dat eigen acties niet of nauwelijks invloed hebben op het zorgresultaat; een vermeend gebrek aan controle over de ophanden zijnde of huidige situatie.

Samenhangende factoren	Symptomen
☐ Langdurige ziekenhuisopname ☐ Met ziekte verband houdende leefregels ☐ Interpersoonlijke interactie ☐ Levensstijl van hulpeloosheid	☐ Wrok, boosheid, schuld ☐ Terughoudend in het uiten van echte gevoelens ☐ Passiviteit/apathie ☐ Geen participatie bij de zorg of besluitvorming, ook al worden mogelijkheden aangeboden ☐ Afhankelijk van anderen met als mogelijk gevolg prikkelbaarheid ☐ Somberheid vanwege optredende lichamelijke achteruitgang hoewel de zorgvrager zich aan de behandeling en de voorgeschreven leefregels houdt ☐ Verbale uitingen over geen controle hebben over de situatie

Literatuur
NANDA (North American Nursing Diagnosis Association). *Verpleegkundige diagnoses definities en classificatie 2003-2004.* (4e druk). Bohn Stafleu Van Loghum, Houten. P. 108.
McCloskey, J.C. & Bulechek, G.M. (2002). *Verpleegkundige interventies.* (2e druk) tweede & derde oplage. Elsevier gezondheidszorg, Maarssen. P. 879, 213 & 212.
Moorhead, S., Johnson, M., Maas, M. (2004). *Nursing Outcomes Classification (NOC).* Derde editie. Mosby, St. Louis, Missouri. P. 254, 437.

Doel

De zorgvrager uit zich binnen 7 dagen minder machteloos. De zorgvrager ervaart een gevoel van controle over de situatie.

Interventies

Bevordering van de eigen verantwoordelijkheid (NIC: 4480)

Bevordering van de eigenwaarde (NIC: 5400)

dd _____ Geef de zorgvrager informatie over de interventies bij machteloosheid

dd _____ Ga na of de zorgvrager voldoende en correcte informatie heeft over zijn ziekte/behandeling

dd _____ Ga na wat de oorzaak is van eventuele zelfkritiek of schuldgevoelens

- Moedig de zorgvrager aan zijn gevoelens en opvattingen over en vrees voor het nemen van verantwoordelijkheid te verwoorden
- Moedig zelfstandigheid aan, maar help de zorgvrager waar nodig
- Stel grenzen aan manipulerend gedrag
- Treed niet in discussie over gestelde grenzen

dd _____ Help de zorgvrager een tijdschema op te stellen voor toename van de verantwoordelijkheden

dd _____ Help de zorgvrager gevoelens van angst, boosheid of verdriet te uiten; wanneer van toepassing start verpleegkundige diagnose angst/vrees

- Geef positieve feedback wanneer de zorgvrager meer verantwoordelijkheid neemt en/of zijn gedrag verandert

dd _____ Wanneer verstoord slaappatroon: start verpleegkundige diagnose verstoord slaappatroon

dd _____ Bied psychosociale ondersteuning aan in de vorm van medisch maatschappelijk werk/geestelijke verzorging

Resultaten

Evalueer tijdens dagdienst
Beoogd resultaat (NOC)_____ Per datum/ontslag:_____
NOC: 1614 Persoonlijke autonomie
Indicator: Zorgvrager geeft aan zelfstandige keuzes te willen maken en is tevreden over deze keuzes. Kan onder woorden brengen hoe hij/zij tot keuzes komt

0 = Maakt keuzes zelf naar tevredenheid
1 = Maakt keuzes onder begeleiding naar tevredenheid
2 = Onvermogen om keuzes te maken

Score/paraaf									
Datum									
Dagdienst									

Score/paraaf									
Datum									
Dagdienst									

Score/paraaf									
Datum									
Dagdienst									

Score/paraaf									
Datum									
Dagdienst									

Score/paraaf									
Datum									
Dagdienst									

Score/paraaf									
Datum									
Dagdienst									

Score/paraaf									
Datum									
Dagdienst									

Score/paraaf									
Datum									
Dagdienst									

Score/paraaf									
Datum									
Dagdienst									

Stopdatum:

Resultaten

Evalueer tijdens dagdienst

Beoogd resultaat (NOC) _____ Per datum/ontslag: _____

NOC: 1409 Depressie zelfcontrole

Indicator: Zorgvrager onderneemt actie om interesse in het leven op te bouwen, neemt actief deel aan voorgestelde acties om de coping te verstevigen

0 = Onderneemt actie
1 = Onderneemt actie onder begeleiding
2 = Onderneemt geen actie

Score/paraaf									
Datum									
Dagdienst									

Score/paraaf									
Datum									
Dagdienst									

Score/paraaf									
Datum									
Dagdienst									

Score/paraaf									
Datum									
Dagdienst									

Score/paraaf									
Datum									
Dagdienst									

Score/paraaf									
Datum									
Dagdienst									

Score/paraaf									
Datum									
Dagdienst									

Score/paraaf									
Datum									
Dagdienst									

Score/paraaf									
Datum									
Dagdienst									

Stopdatum:

Startdatum:

7.4 De zorgvrager heeft een verstoord lichaamsbeeld

Definitie: Het hebben van negatieve gevoelens over of beleving van eigenschappen, functies of beperkingen van eigen lichaam of lichaamsdelen.

Samenhangende factoren	Symptomen
☐ Ziekte ☐ Achteruitgang van lichaamsfunctie ☐ Veranderingen in uiterlijk ten gevolge van behandeling ☐ Afhankelijk zijn van anderen ☐ Controle verlies over eigen lichaam Wijziging in cognitie en/of waarneming	☐ Non-verbale reacties op feitelijke of vermeende verandering en/of functie ☐ Verwoordt gevoelens die een andere kijk op het eigen lichaam als verschijning, structuur of functie weergeven ☐ Gedrag dat wijst op vermijding van het eigen lichaam ☐ Verandering in sociale betrokkenheid ☐ Niet bekijken en of aanraken van een bepaald lichaamsdeel ☐ Verwoordt een verandering in levensstijl ☐ Gefocust op kracht, functie of verschijning in het verleden ☐ Vrees voor afwijzing of een reactie van anderen

Literatuur

NANDA (North American Nursing Diagnosis Association). *Verpleegkundige diagnoses definities en classificatie 2003-2004.* (4e druk). Bohn Stafleu Van Loghum, Houten. P. 105.
McCloskey, J.C. & Bulechek, G.M. (2002). *Verpleegkundige interventies.* (2e druk) tweede & derde oplage. Elsevier gezondheidszorg, Maarssen. P. 450.
Moorhead, S., Johnson, M., Maas, M. (2004). *Nursing Outcomes Classification (NOC).* Derde editie. Mosby, St. Louis, Missouri. P. 161.

Doel
Zorgvrager accepteert het eigen uiterlijk en past effectieve zelfhandhavingstrategie toe; bewuste en onbewuste percepties en attituden van de zorgvrager ten aanzien van zijn lichaam verbeteren.

Interventies
Lichaamsbeeldverbetering (NIC: 5220)

dd _____ Geef de zorgvrager informatie over de interventies bij verstoord lichaamsbeeld

dd _____ Ga na welke verwachtingen de zorgvrager heeft van zijn of haar uiterlijk, corrigeer verkeerde opvattingen

· Geef positieve bekrachtiging voor uitlatingen van de zorgvrager waaruit blijkt dat hij een realistisch lichaamsbeeld heeft

dd _____ Informeer de zorgvrager over de gevolgen van de behandeling met chemotherapie

· Help de zorgvrager zijn eigenwaarde los te koppelen van zijn/haar uiterlijk

· Begeleid de zorgvrager met de rouwverwerking indien er werkelijk een verandering heeft plaatsgevonden van zijn lichaamsbouw of lichamelijk functioneren

dd _____ Help de zorgvrager na te gaan in hoeverre de mening van naasten van invloed is op zijn/haar lichaamsbeeld

dd _____ Ga na of een gewijzigd lichaamsbeeld heeft geleid tot een sociaal isolement

dd _____ Help de zorgvrager na te gaan hoe hij/zij het lichaamsbeeld kan verbeteren

dd _____ Bied psychosociale ondersteuning aan in de vorm van medisch maatschappelijk werk/geestelijke verzorging

Resultaten

Evalueer tijdens dagdienst
Beoogd resultaat (NOC)_____ Per datum/ontslag:_____
NOC: 1200 Lichaamsbeeld
Indicator: Zorgvrager maakt veranderingen die plaatsvinden in het lichaam bespreekbaar, kan zich aanpassen aan veranderingen in het lichamelijk functioneren.

0 = Consistent positief
1 = Soms positief
2 = Nooit positief

Score/paraaf									
Datum									
Dagdienst									

Score/paraaf									
Datum									
Dagdienst									

Score/paraaf									
Datum									
Dagdienst									

Score/paraaf									
Datum									
Dagdienst									

Score/paraaf									
Datum									
Dagdienst									

Score/paraaf									
Datum									
Dagdienst									

Score/paraaf									
Datum									
Dagdienst									

Score/paraaf									
Datum									
Dagdienst									

Stopdatum:

Resultaten

Evalueer tijdens dagdienst

Beoogd resultaat (NOC)_____ Per datum/ontslag:_____

NOC: 1200 Lichaamsbeeld

Indicator: Zorgvrager is bereid strategieën toe te passen om het uiterlijk en het lichamelijke functioneren te verbeteren

0 = Consistent positief
1 = Soms positief
2 = Nooit positief

Score/paraaf									
Datum									
Dagdienst									

Score/paraaf									
Datum									
Dagdienst									

Score/paraaf									
Datum									
Dagdienst									

Score/paraaf									
Datum									
Dagdienst									

Score/paraaf									
Datum									
Dagdienst									

Score/paraaf									
Datum									
Dagdienst									

Score/paraaf									
Datum									
Dagdienst									

Score/paraaf									
Datum									
Dagdienst									

Stopdatum:

Startdatum:

7.5 Reactieve geringe zelfachting

Definitie: Ontwikkeling van een negatieve perceptie van de eigenwaarde als reactie op de actuele situatie (verlies of verandering bij iemand die voorheen een positief zelfoordeel had).

Samenhangende factoren	Symptomen
☐ Achteruitgaande fysiologische conditie ☐ Veranderingen in sociale rol ☐ Geen grip op de situatie hebben ☐ Functionele stoornis ☐ Verlies ☐ Gebrek aan erkenning ☐ Falen en/of afwijzingen	☐ Besluiteloosheid ☐ Verklaart zichzelf minderwaardig ☐ Toont non-assertief gedrag ☐ Zegt zich hulpeloos en/of nutteloos te voelen ☐ Beoordeelt zichzelf, niet in staat om met de huidige situatie om te gaan

Literatuur
NANDA (North American Nursing Diagnosis Association). *Verpleegkundige diagnoses definities en classificatie 2003-2004.* (4e druk). Bohn Stafleu Van Loghum, Houten. P. 222.
McCloskey, J.C. & Bulechek, G.M. (2002). *Verpleegkundige interventies.* (2e druk) tweede & derde oplage. Elsevier gezondheidszorg, Maarssen. P. 917 & 213.
Moorhead, S., Johnson, M., Maas, M. (2004). *Nursing Outcomes Classification (NOC).* Derde editie. Mosby, St. Louis, Missouri. P. 499, 454.

Doel
Bij ontslag heeft de zorgvrager een verbeterd zelfbeeld; zorgvrager kan zich goed uiten en past een effectieve manier van coping toe. Binnen 5 dagen praat de zorgvrager met een verpleegkundige over eigenschappen van zichzelf waarover hij tevreden is.

Interventies
Bevordering van de eigenwaarde (NIC: 5400)
dd _____ Geef de zorgvrager informatie over de interventies bij reactieve geringe zelfachting
dd _____ Ga na wat de oorzaak is van de zelfkritiek en schuldgevoelens
- Betrek de zorgvrager bij de zorg
- Ondersteun de zorgvrager tijdens de verschillende fasen van het rouwproces (ontkenning, boosheid, onderhandeling en acceptatie)
- Bied de zorgvrager afleiding aan zoals: internet, lezen, uitoefenen van hobby's

dd _____ Bespreek situatie van de zorgvrager in het psychosociale overleg na overleg met zorgvrager
- Moedig de zorgvrager aan na te gaan wat zijn sterke kanten zijn
- Bekrachtig positief de sterke punten die de zorgvrager noemt
- Moedig de zorgvrager waar nodig aan meer verantwoordelijkheid te nemen voor zijn/haar gedrag
- Help de zorgvrager realistische doelen te stellen voor het vergroten van zijn/haar eigenwaarde
- Help de zorgvrager zijn copingmechanismen uit te breiden
- Leer de zorgvrager hoe hij de werkelijkheid onder ogen kan zien door de situatie te inventariseren en plannen te maken voor eventualiteiten

dd _____ Bied psychosociale ondersteuning aan in de vorm van medisch maatschappelijk werk/geestelijke verzorging

Resultaten

Evalueer tijdens dagdienst

Beoogd resultaat (NOC)_____ Per datum/ontslag:_____

NOC: 1305 Psychosociale aanpassing: levensverandering

Indicator: Zorgvrager hanteert effectieve copingstrategieën en verwoordt tevredenheid over de levensomstandigheden

0 = Voldoende
1 = Matig
2 = Geen

Score/paraaf									
Datum									
Dagdienst									

Score/paraaf									
Datum									
Dagdienst									

Score/paraaf									
Datum									
Dagdienst									

Score/paraaf									
Datum									
Dagdienst									

Score/paraaf									
Datum									
Dagdienst									

Score/paraaf									
Datum									
Dagdienst									

Score/paraaf									
Datum									
Dagdienst									

Score/paraaf									
Datum									
Dagdienst									

Score/paraaf									
Datum									
Dagdienst									

Stopdatum:

Resultaten

Evalueer tijdens dagdienst
Beoogd resultaat (NOC)_____ Per datum/ontslag:_____
NOC: 1205 Zelfachting
Indicator: Zorgvrager verwoordt zelfaanvaarding, geeft aan zichzelf en de eventuele beperkingen te accepteren

0 = Consistent positief
1 = Matig positief
2 = Nooit positief

Score/paraaf									
Datum									
Dagdienst									

Score/paraaf									
Datum									
Dagdienst									

Score/paraaf									
Datum									
Dagdienst									

Score/paraaf									
Datum									
Dagdienst									

Score/paraaf									
Datum									
Dagdienst									

Score/paraaf									
Datum									
Dagdienst									

Score/paraaf									
Datum									
Dagdienst									

Score/paraaf									
Datum									
Dagdienst									

Score/paraaf									
Datum									
Dagdienst									

Stopdatum:

8 Rollen- en relatiespatroon

8.1 Verstoorde verbale communicatie
8.2 Gewijzigde gezinsprocessen

Startdatum:

8.1 Zorgvrager heeft een verstoorde verbale communicatie

Definitie: De toestand waarin iemand een verminderd, vertraagd of afwezig vermogen heeft om verbale communicatie te ontvangen, te bewerken, over te dragen en te gebruiken.

Samenhangende factoren	Symptomen
☐ Emotionele omstandigheden ☐ Bijwerkingen van medicatie ☐ Beperkingen ten gevolge van neurologische stoornis Specificeer _____ ☐ Beperkingen ten gevolge van cognitieve stoornis Specificeer _____ ☐ Psychologische obstakels (psychoses, gebrek aan prikkels) ☐ Cultuurverschillen met betrekking tot taal ☐ Verminderde bloeddoorstroming van de hersenen ☐ Intelligentieniveau ☐ Gehoorverlies	☐ Moeite met het vormen van woorden of zinnen ☐ Moeite met het begrijpen en in stand houden van de gebruikelijke communicatiepatronen ☐ Onvermogen om de gebruikelijke taal te spreken ☐ Desoriëntatie in tijd, plaats en persoon ☐ Afasie (verlies van het vermogen om zich uit te drukken) ☐ Dysfasie (stoornis in het vermogen om woorden of zinnen te vormen) ☐ Apraxie (onvermogen om doelbewuste handelingen uit te voeren) ☐ Dyslexie (onvermogen om te lezen)

Literatuur

NANDA (North American Nursing Diagnosis Association). *Verpleegkundige diagnoses definities en classificatie 2003-2004.* (4e druk). Bohn Stafleu Van Loghum, Houten. P. 29.

McCloskey, J.C. & Bulechek, G.M. (2002). *Verpleegkundige interventies.* (2e druk) tweede & derde oplage. Elsevier gezondheidszorg, Maarssen. P. 844, 208 & 207.

Moorhead, S., Johnson, M., Maas, M. (2004). *Nursing Outcomes Classification (NOC).* Derde editie. Mosby, St. Louis, Missouri. P. 231 & 232.

Doel
De zorgvrager wordt ondersteund bij het leren aanvaarden van en omgaan met een spraakbeperking/gehoorbeperking.

Interventies
Bevordering van de communicatie: spraakbeperking (NIC: 4976)
Bevordering van de communicatie: gehoorbeperking (NIC: 4974)

dd _____ Geef de zorgvrager informatie over de interventies bij verstoorde verbale communicatie
- Schakel zo nodig familie in om duidelijk te krijgen wat de zorgvrager zegt
- Help de zorgvrager zo nodig op weg in het vinden van woorden
- Luister aandachtig
- Schakel bij taalverschillen een tolk in
- Help zo nodig bij het gehoorapparaat
- Kijk de zorgvrager aan, praat langzaam, helder en beknopt
- Houd instructies eenvoudig, geef niet te veel informatie ineens
- Spreek zo nodig in eenvoudige bewoordingen en korte zinnen

Bespreekpunt arts
dd _____ Medicatie bespreken die gehoorverlies kan veroorzaken

Resultaten
Evalueer tijdens dagdienst
Beoogd resultaat (NOC)_____ Per datum/ontslag:_____
NOC: 0903 Communicatievermogen: expressie
Indicator: Vermogen om verbale en/of non-verbale boodschappen te uiten en te interpreteren

0 = Niet verstoord
1 = Matig verstoord
2 = Ernstig verstoord

Score/paraaf									
Datum									
Dagdienst									

Score/paraaf									
Datum									
Dagdienst									

Score/paraaf									
Datum									
Dagdienst									

Score/paraaf									
Datum									
Dagdienst									

Score/paraaf									
Datum									
Dagdienst									

Score/paraaf									
Datum									
Dagdienst									

Score/paraaf									
Datum									
Dagdienst									

Score/paraaf									
Datum									
Dagdienst									

Score/paraaf									
Datum									
Dagdienst									

Stopdatum:

Resultaten

Evalueer tijdens dagdienst

Beoogd resultaat (NOC)_____ Per datum/ontslag:_____

NOC: 0904 Communicatievermogen: receptief

Indicator: De zorgvrager geeft aan de gegeven informatie te begrijpen en kan in eigen woorden de informatie teruggeven.

0 = Niet verstoord
1 = Matig verstoord
2 = Ernstig verstoord

Score/paraaf									
Datum									
Dagdienst									

Score/paraaf									
Datum									
Dagdienst									

Score/paraaf									
Datum									
Dagdienst									

Score/paraaf									
Datum									
Dagdienst									

Score/paraaf									
Datum									
Dagdienst									

Score/paraaf									
Datum									
Dagdienst									

Score/paraaf									
Datum									
Dagdienst									

Score/paraaf									
Datum									
Dagdienst									

Score/paraaf									
Datum									
Dagdienst									

Stopdatum:

Startdatum:

8.2 Zorgvrager ondervindt gewijzigde gezinsprocessen

Definitie: Verandering in gezinsrelaties en/of gezinsfunctioneren.

Samenhangende factoren	Symptomen
☐ Veranderingen in de gezondheidstoestand van zorgvrager ☐ Verschuiving van gezinsrollen ☐ Wijziging in het gezinsbudget ☐ Ziektehantering gezinsleden	☐ Het gezin reageert niet constructief op een crisis ☐ De leden van het gezin communiceren matig of niet open en effectief ☐ Verschuiving van gezinsrollen ☐ Veranderingen in wederzijdse ondersteuning ☐ Verandering in patronen (frequentie bezoek, bejegening tijdens bezoek)

Literatuur

NANDA (North American Nursing Diagnosis Association). *Verpleegkundige diagnoses definities en classificatie 2003-2004.* (4e druk). Bohn Stafleu Van Loghum, Houten. P. 72.

McCloskey, J.C. & Bulechek, G.M. (2002). *Verpleegkundige interventies.* (2e druk) tweede & derde oplage. Elsevier gezondheidszorg, Maarssen. P. 857 & 505.

Moorhead, S., Johnson, M., Maas, M. (2004). *Nursing Outcomes Classification (NOC).* Derde editie. Mosby, St. Louis, Missouri. P. 284.

Doel
Zorgvrager en het gezin weten om te gaan met de veranderde situatie in het gezin ten gevolge van de ziekenhuisopname en krijgen hulp hierbij.

Interventies
Ondersteuning van gezinsinteractie (NIC: 7130)

- dd _____ Geef de zorgvrager en naasten informatie over de interventies bij gewijzigde gezinsprocessen
- dd _____ Beoordeel het effect van rolveranderingen op de gezinsinteractiepatronen
- dd _____ Bespreek welke sociale steun er voor het gezin beschikbaar is en of hier behoefte aan is
- Stimuleer dat schuldgevoelens, woede, kritiek, vijandigheid uitgesproken worden en dat gezinsleden vervolgens hun eigen gevoelens herkennen
- Help gezinsleden hun verwachtingen ten aanzien van het zieke gezinslid op een realistische manier bij te stellen
- dd _____ Bespreek eventuele noodzakelijk hulp in kinderopvang of financiële situatie
- dd _____ Bied psychosociale ondersteuning aan in de vorm van medisch maatschappelijk werk/geestelijke verzorging

Resultaten

Evalueer elke vrijdag tijdens de dagdienst

Beoogd resultaat (NOC)_____ Per datum/ontslag:_____

NOC: 2601 Sociaal familieklimaat

Indicator: De zorgvrager geeft aan dat de onderlinge communicatie met directe naasten verbetert

0 = Communicatie is voldoende voor gezinsfunctioneren
1 = Communicatie is matig voor gezinsfunctioneren, verbetert door de tijd
2 = Communicatie is onvoldoende voor gezinsfunctioneren

Score/paraaf									
Datum									
Dagdienst									

Score/paraaf									
Datum									
Dagdienst									

Score/paraaf									
Datum									
Dagdienst									

Score/paraaf									
Datum									
Dagdienst									

Score/paraaf									
Datum									
Dagdienst									

Score/paraaf									
Datum									
Dagdienst									

Score/paraaf									
Datum									
Dagdienst									

Score/paraaf									
Datum									
Dagdienst									

Score/paraaf									
Datum									
Dagdienst									

Stopdatum:

Resultaten

Evalueer elke vrijdag tijdens de dagdienst
Beoogd resultaat (NOC)_____ Per datum/ontslag:_____
NOC: 2601 Sociaal familieklimaat
Indicator: De zorgvrager geeft aan dat privézaken (financiën, kinderopvang e.d.) goed geregeld zijn

0 = Voldoende geregeld
1 = Onvoldoende geregeld

Score/paraaf									
Datum									
Dagdienst									

Score/paraaf									
Datum									
Dagdienst									

Score/paraaf									
Datum									
Dagdienst									

Score/paraaf									
Datum									
Dagdienst									

Score/paraaf									
Datum									
Dagdienst									

Score/paraaf									
Datum									
Dagdienst									

Score/paraaf									
Datum									
Dagdienst									

Score/paraaf									
Datum									
Dagdienst									

Score/paraaf									
Datum									
Dagdienst									

Stopdatum:

Resultaten

Evalueer elke vrijdag tijdens de dagdienst
Beoogd resultaat (NOC)_____ Per datum/ontslag:_____
NOC: 2601 Sociaal familie klimaat
Indicator: De zorgvrager geeft aan om te kunnen gaan met de gewijzigde rol binnen het gezin
0 = Zorgvrager kan omgaan met gewijzigde rol
1 = Zorgvrager heeft moeite met de gewijzigde rol

	Score/paraaf								
Datum									
Dagdienst									

	Score/paraaf								
Datum									
Dagdienst									

	Score/paraaf								
Datum									
Dagdienst									

	Score/paraaf								
Datum									
Dagdienst									

	Score/paraaf								
Datum									
Dagdienst									

	Score/paraaf								
Datum									
Dagdienst									

	Score/paraaf								
Datum									
Dagdienst									

	Score/paraaf								
Datum									
Dagdienst									

	Score/paraaf								
Datum									
Dagdienst									

Stopdatum:

9 Seksualiteits- en voortplantingspatroon

9.1 Gewijzigd seksueel patroon

Startdatum:

9.1 De zorgvrager heeft een gewijzigd seksueel patroon

Definitie: De toestand waarin iemand zorgen uit over zijn/haar seksualiteit.

Samenhangende factoren	Symptomen
☐ Behandelingsvoorschriften bij intensieve chemotherapie en verwachte neutropenie ☐ Vermoeidheid, misselijkheid, pijn ☐ Gebrek aan privacy ☐ Verdriet om onvruchtbaarheid (als gevolg van behandeling) in relatie tot kinderwens ☐ Relatie tot partner (communicatie met partner, afwezigheid van partner, reactie van partner)	☐ Geuite problemen met beperkingen en/of veranderingen in seksueel gedrag, activiteit of beleving ☐ Feitelijke of verwachte negatieve veranderingen in seksueel functioneren of seksuele identiteit ☐ Verwoordt gevoelens van hulpeloosheid, moedeloosheid en/of machteloosheid over het eigen lichaam en het seksueel functioneren ☐ Stemmings- en/of gedragsveranderingen zoals angst, depressie, apathie, agressie

Literatuur

NANDA (North American Nursing Diagnosis Association). *Verpleegkundige diagnoses definities en classificatie 2003-2004.* (4e druk). Bohn Stafleu Van Loghum, Houten. P. 161.
McCloskey, J.C. & Bulechek, G.M. (2002). *Verpleegkundige interventies.* (2e druk) tweede & derde oplage. Elsevier gezondheidszorg, Maarssen. P. 897 & 326.
Weijmar Schultz, W. & H. v.d. Wiel (2001). Pdf document 'Lief en Leed' http://www.ikcnet.nl/bibliotheek/index.php?id=860

Doel

De zorgvrager weet om te gaan met en krijgt begeleiding bij het aanvaarden van het gewijzigde seksueel patroon ten gevolge van de behandeling.

Interventies

Counseling: seksueel (NIC: 5248)

dd _____ Geef de zorgvrager informatie over de interventies bij een gewijzigd seksueel patroon

· Zorg voor privacy en een veilige omgeving

dd _____ Bespreek de invloed van het hebben van kanker en de behandeling toegespitst op de situatie van de zorgvrager, geef de informatiefolder Kanker en seksualiteit (KWF) en uitdraai boekje 'Lief en Leed' zie onderstaande internetsite

dd _____ Wijs de zorgvrager op mogelijkheid gesprek met seksuoloog (zie zorggids)

dd _____ Bespreek eventuele gevolgen van de medicatie voor de seksualiteit

· Moedig de zorgvrager aan vragen te stellen en emoties hierover te uiten

dd _____ Bespreek eventueel noodzakelijke aanpassingen in de seksuele gewoonten

Resultaten

Evalueer elke vrijdag tijdens dagdienst
Beoogd resultaat (NOC)_____ Per datum/ontslag:_____
Indicator: Zorgvrager weet om te gaan met seksuele beperkingen en de gevolgen hiervan

0 = Volkomen adequaat
1 = Niet adequaat

Score/paraaf										
Datum										
Dagdienst										

Score/paraaf										
Datum										
Dagdienst										

Score/paraaf										
Datum										
Dagdienst										

Score/paraaf										
Datum										
Dagdienst										

Score/paraaf										
Datum										
Dagdienst										

Score/paraaf										
Datum										
Dagdienst										

Score/paraaf										
Datum										
Dagdienst										

Score/paraaf										
Datum										
Dagdienst										

Score/paraaf										
Datum										
Dagdienst										

Stopdatum:

10 Stressverwerkingspatroon

10.1 Ineffectieve individuele coping
10.2 Verminderd aanpassingsvermogen

Startdatum:

10.1 De zorgvrager heeft ineffectieve individuele coping

Definitie: Onvermogen om een redelijke mening te vormen over stressoren, inadequate keuzen uit aangeleerde reacties en/of onvermogen om beschikbare bronnen te gebruiken.

Samenhangende factoren	Symptomen
☐ Onzekerheid ☐ Ontkenning ziekte ☐ Inadequate sociale ondersteuning ☐ Onbekende situaties waar de zorgvrager mee te maken krijgt ☐ Situationele crisis ☐ Moeite met spanningsreducering ☐ Moeite met het adequaat inschatten van de situatie ☐ Cognitieve beperkingen Specificeer _____	☐ Gebrek aan doelgericht gedrag ☐ Verminderd gebruik van sociale ondersteuning ☐ Concentratiestoornissen ☐ Vermoeidheid ☐ Inadequate probleemoplossing ☐ Verwoorden van onvermogen om het allemaal aan te kunnen of het onvermogen om hulp te vragen ☐ Destructief gedrag tegen zichzelf of anderen, lage zelfwaardering ☐ Gevoel van controleverlies ☐ Uiten van spanning, ervaren onrust, angst

Literatuur

NANDA (North American Nursing Diagnosis Association). *Verpleegkundige diagnoses definities en classificatie 2003-2004.* (4e druk). Bohn Stafleu Van Loghum, Houten. P. 34.

McCloskey, J.C. & Bulechek, G.M. (2002). *Verpleegkundige interventies.* (2e druk) tweede & derde oplage. Elsevier gezondheidszorg, Maarssen. P. 210.

Moorhead, S., Johnson, M., Maas, M. (2004). *Nursing Outcomes Classification (NOC).* Derde editie. Mosby, St. Louis, Missouri. P. 249.

Doel: De zorgvrager kan bij ontslag nieuwe copingstrategieën toepassen; kan stressoren op hun waarde schatten, praktische oplossingen voor problemen kiezen en kan een beroep doen op voorhanden zijnde hulpbronnen.

Interventies
Bevordering van coping (NIC: 5230)
dd _____ Geef de zorgvrager informatie over de interventies bij ineffectieve individuele coping
dd _____ Ga na hoeveel inzicht de zorgvrager heeft in het ziekteproces
dd _____ Ga na welke andere reacties op de situatie mogelijk zijn en bespreek deze
- Schep een sfeer van acceptatie
- Help de zorgvrager een objectief beeld te vormen van de situatie
- Help de zorgvrager na te gaan welke hulpbronnen hij nodig heeft
- Raad de zorgvrager aan beslissingen te nemen in momenten van stress
- Stimuleer de zorgvrager een constructieve uitlaatklep te vinden voor eventuele boosheid/vijandigheid
- Schep situaties die de autonomie van de zorgvrager bevorderen
- Help de zorgvrager doelen te stellen op korte en lange termijn

dd _____ Bied psychosociale ondersteuning aan in de vorm van medisch maatschappelijk werk

Bespreekpunt arts
dd _____ Psycholoog in consult

Resultaten

Evalueer elke vrijdag tijdens dagdienst
Beoogd resultaat (NOC)_____ Per datum/ontslag:_____
NOC: 1302 Coping
Indicator: De zorgvrager heeft een manier van omgaan met de situatie gevonden waardoor stress/negatieve gevoelens/onrust e.d. gereduceerd worden

0 = Consistent aanwezig
1 = Soms aanwezig
2 = Nooit aanwezig

Score/paraaf									
Datum									
Dagdienst									

Score/paraaf									
Datum									
Dagdienst									

Score/paraaf									
Datum									
Dagdienst									

Score/paraaf									
Datum									
Dagdienst									

Score/paraaf									
Datum									
Dagdienst									

Score/paraaf									
Datum									
Dagdienst									

Score/paraaf									
Datum									
Dagdienst									

Score/paraaf									
Datum									
Dagdienst									

Score/paraaf									
Datum									
Dagdienst									

Stopdatum:

Resultaten

Evalueer elke vrijdag tijdens dagdienst
Beoogd resultaat (NOC)_____ Per datum/ontslag:_____
NOC: 1302 Coping
Indicator: De zorgvrager doet indien nodig een beroep op voorhanden zijnde hulpbronnen om met de situatie om te gaan

0 = Consistent getoond
1 = Soms getoond
2 = Nooit getoond

Score/paraaf									
Datum									
Dagdienst									

Score/paraaf									
Datum									
Dagdienst									

Score/paraaf									
Datum									
Dagdienst									

Score/paraaf									
Datum									
Dagdienst									

Score/paraaf									
Datum									
Dagdienst									

Score/paraaf									
Datum									
Dagdienst									

Score/paraaf									
Datum									
Dagdienst									

Score/paraaf									
Datum									
Dagdienst									

Score/paraaf									
Datum									
Dagdienst									

Stopdatum:

Startdatum:

10.2 De zorgvrager heeft een verminderd aanpassingsvermogen

Definitie: Onvermogen om levensstijl of gedrag te wijzigen op een manier die overeenstemt met een verandering in de gezondheidstoestand.

Samenhangende factoren	Symptomen
☐ Lage graad van optimisme ☐ Emotioneel gespannen toestand ☐ Negatieve houding ten opzichte van gezondheidsgedrag ☐ Meervoudige stressoren ☐ Afwezige sociale ondersteuning voor het veranderen van gedrag ☐ Beperking of gezondheidstoestand die een verandering in leefstijl vereist ☐ Gebrek aan motivatie om gedrag te veranderen ☐ Persoonlijkheidskenmerken ☐ Copingstrategieën ☐ Anders _____	☐ Ontkenning van verandering in gezondheidstoestand ☐ Er niet in slagen een gevoel van controle te krijgen ☐ Er niet in slagen activiteiten uit te voeren die verdere gezondheidsproblemen zouden kunnen voorkomen ☐ Laat zien dat verandering in gezondheidstoestand niet geaccepteerd wordt ☐ Verandering in emoties

Literatuur

NANDA (North American Nursing Diagnosis Association). *Verpleegkundige diagnoses definities en classificatie 2003-2004.* (4e druk). Bohn Stafleu Van Loghum, Houten. P. 3.

McCloskey, J.C. & Bulechek, G.M. (2002). *Verpleegkundige interventies.* (2e druk) tweede & derde oplage. Elsevier gezondheidszorg, Maarssen. P. 724 & 210.

Moorhead, S., Johnson, M., Maas, M. (2004). *Nursing Outcomes Classification (NOC).* Derde editie. Mosby, St. Louis, Missouri. P. 136.

Doel
De zorgvrager wijzigt binnen 7 dagen zijn levensstijl/gedrag met het oog op zijn gezondheidstoestand. De zorgvrager heeft inzicht in zijn gezondheidstoestand en de aanpassingen die hierbij noodzakelijk zijn.

Interventies
Voorlichting: ziekteproces (NIC: 5602)
Bevordering van coping (NIC: 5230)

dd _____ Geef de zorgvrager informatie over interventies bij een verminderd aanpassingsvermogen
dd _____ Ga na hoeveel inzicht de zorgvrager heeft in het ziekteproces
dd _____ Ga met de zorgvrager na welke aanpassingen in levensstijl noodzakelijk zijn tijdens de behandeling/ziekteproces
dd _____ Leg de zorgvrager uit welke klachten/verschijnselen gemeld moeten worden
- Moedig de zorgvrager aan over de veranderingen te praten
- Stimuleer de zorgvrager een constructieve uitlaatklep te vinden voor eventuele boosheid/vijandigheid
- Schep situaties die de autonomie van de zorgvrager bevorderen

dd _____ Wanneer therapieontrouw start verpleegkundige diagnose therapieontrouw

Bespreekpunt arts
dd _____ Wanneer van toepassing feitelijke informatie over diagnose, behandeling en prognose nogmaals bespreken

Resultaten

Evalueer elke vrijdag tijdens dagdienst
Beoogd resultaat (NOC)_____ Per datum/ontslag:_____
NOC: 1300 Aanvaarding gezondheidstoestand
Indicator: Zorgvrager onderkent werkelijke gezondheidstoestand, verwoordt gevoelens over gezondheidstoestand

0 = Ruimschoots
1 = Matig
2 = Geen onderkenning

Score/paraaf										
Datum										
Dagdienst										

Score/paraaf										
Datum										
Dagdienst										

Score/paraaf										
Datum										
Dagdienst										

Score/paraaf										
Datum										
Dagdienst										

Score/paraaf										
Datum										
Dagdienst										

Score/paraaf										
Datum										
Dagdienst										

Score/paraaf										
Datum										
Dagdienst										

Score/paraaf										
Datum										
Dagdienst										

Score/paraaf										
Datum										
Dagdienst										

Stopdatum:

Resultaten

Evalueer elke vrijdag tijdens dagdienst

Beoogd resultaat (NOC)_____ Per datum/ontslag:_____

NOC: 1300 Aanvaarding gezondheidstoestand

Indicator: Zorgvrager past zijn levensstijl aan, aan de gezondheidssituatie op dat moment

0= Ruimschoots
1= Matig
2= Geen aanpassing

Score/paraaf									
Datum									
Dagdienst									

Score/paraaf									
Datum									
Dagdienst									

Score/paraaf									
Datum									
Dagdienst									

Score/paraaf									
Datum									
Dagdienst									

Score/paraaf									
Datum									
Dagdienst									

Score/paraaf									
Datum									
Dagdienst									

Score/paraaf									
Datum									
Dagdienst									

Score/paraaf									
Datum									
Dagdienst									

Score/paraaf									
Datum									
Dagdienst									

Stopdatum

Waarden- en levensovertuigingenpatroon

11

11.1 Geestelijke nood

Startdatum:

11.1 Zorgvrager heeft geestelijke nood

Definitie: Verminderd vermogen om zin en doel van het leven te kunnen ervaren en te integreren door een verbondenheid tussen de persoon en anderen, kunst, muziek, literatuur, natuur of een macht groter dan zichzelf.

Samenhangende factoren	Symptomen
☐ Zelfvervreemding	☐ Verwoordt een gebrek aan: hoop, zin en doel van het leven, vrede, acceptatie, liefde, vergeving van zichzelf, moed
☐ Levens- gezondheidsveranderingen	
☐ Angst	
☐ Pijn	☐ Boosheid
☐ Dood en doodgaan van zelf of anderen	☐ Schuldgevoelens
☐ Eenzaamheid/sociale vervreemding	☐ Verminderde coping
☐ Ziekteproces	☐ Verminderd vermogen om zich te uiten
☐ Heimwee	☐ Vermoeidheid
☐ Levensvragen	☐ Lijden
☐ Culturele verschillen	

Literatuur
NANDA (North American Nursing Diagnosis Association). *Verpleegkundige diagnoses definities en classificatie 2003-2004.* (4e druk). Bohn Stafleu Van Loghum, Houten. P. 58.
McCloskey, J.C. & Bulechek, G.M. (2002). *Verpleegkundige interventies.* (2e druk) tweede & derde oplage. Elsevier gezondheidszorg, Maarssen. P. 851, 593 & 384.
Moorhead, S., Johnson, M., Maas, M. (2004). *Nursing Outcomes Classification (NOC).* Derde editie. Mosby, St. Louis, Missouri. P. 519.

Doel: De zorgvrager heeft voldoende hulp met het in contact komen en een beroep doen op de bron van betekenisgeving, troost, moed en hoop in zijn/haar leven.

Interventies
Geestelijke ondersteuning (NIC: 5420)
dd _____ Geef de zorgvrager informatie over de interventies bij geestelijke nood
- Sta open voor wat er in de zorgvrager omgaat qua emoties en gevoelens
- Geef de zorgvrager de gelegenheid te mediteren, te bidden of andere religieuze tradities en rituelen uit te voeren
- Overleg met de zorgvrager over het inschakelen van de geestelijk verzorger
- Wanneer van toepassing start verpleegkundige diagnose angst/vrees
- Wees alert op veranderingen in stemming
- Help krachtbronnen aan te boren, bijvoorbeeld muziek
- Moedig de zorgvrager en zijn/haar familie te praten over hun gevoelens
- Steun de zorgvrager en zijn/haar familie in de verschillende stadia van rouw
- Bewaak de achteruitgang van lichamelijke en geestelijke vermogens
- Blijf bij de zorgvrager als hij bang is

dd _____ Bied psychosociale ondersteuning aan in de vorm van medisch maatschappelijk werk/geestelijke verzorging

Bespreekpunt arts
dd _____ Rustgevende/angstreducerende medicatie

Resultaten
Evalueer elke vrijdag tijdens dagdienst
Beoogd resultaat (NOC)_____ Per datum/ontslag:_____
NOC: 2001 Geestelijk welbevinden
Indicator: Zorgvrager vindt mogelijkheden om zijn/haar spiritualiteit te uiten en hervindt hier een balans in. Geeft aan dat het geestelijk beter gaat.

0 = Consistent aanwezig
1 = Matig aanwezig
2 = Nooit aanwezig

Score/paraaf									
Datum									
Dagdienst									

Score/paraaf									
Datum									
Dagdienst									

Score/paraaf									
Datum									
Dagdienst									

Score/paraaf									
Datum									
Dagdienst									

Score/paraaf									
Datum									
Dagdienst									

Score/paraaf									
Datum									
Dagdienst									

Score/paraaf									
Datum									
Dagdienst									

Score/paraaf									
Datum									
Dagdienst									

Stopdatum:

GPSR Compliance

The European Union's (EU) General Product Safety Regulation (GPSR) is a set of rules that requires consumer products to be safe and our obligations to ensure this.

If you have any concerns about our products, you can contact us on

ProductSafety@springernature.com

In case Publisher is established outside the EU, the EU authorized representative is:

Springer Nature Customer Service Center GmbH
Europaplatz 3
69115 Heidelberg, Germany

www.ingramcontent.com/pod-product-compliance
Ingram Content Group UK Ltd.
Pitfield, Milton Keynes, MK11 3LW, UK
UKHW051250180426

11947UKWH00020B/1639